中國近現代頤養文獻彙刊·導引攝生專輯

第十一册

劉曉蕾 主編

廣陵書社

因是子静坐法

因是子　編纂　商務印書館　民國十三年九月二〇版

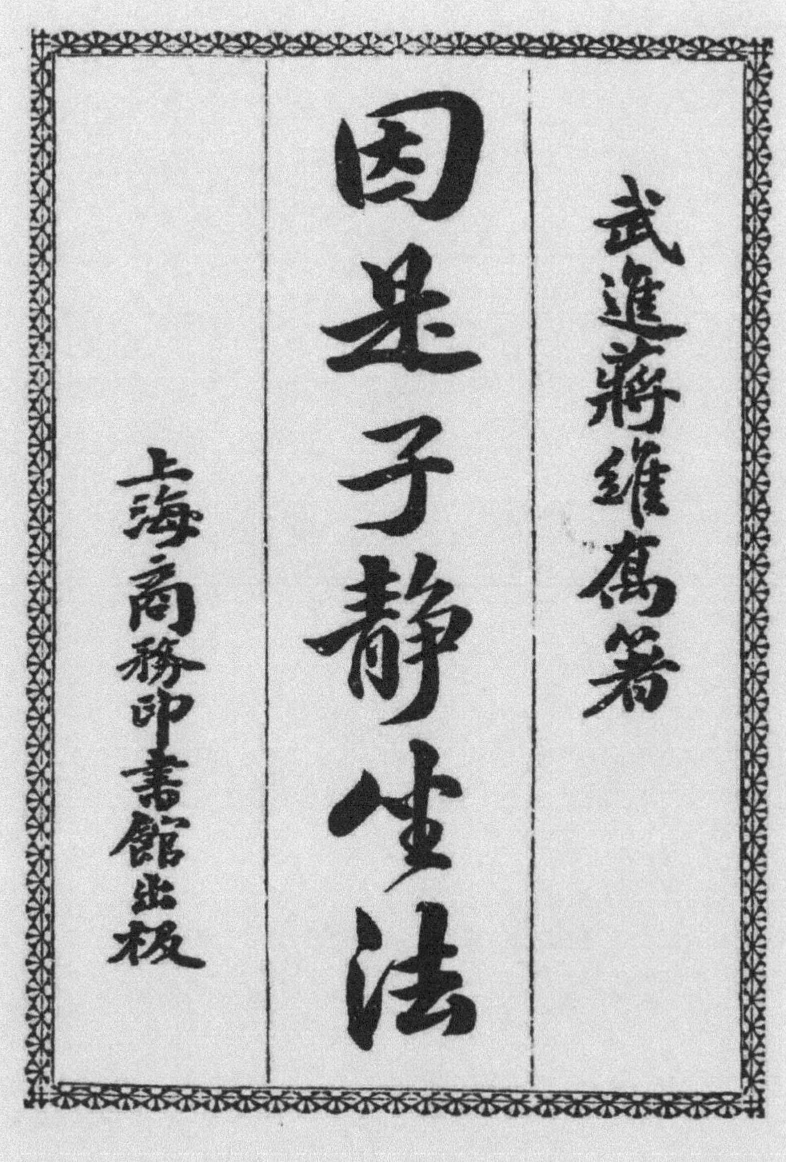
因是子靜坐法

武進蔣維喬著

上海商務印書館出版

因是子静坐法 寿世养生

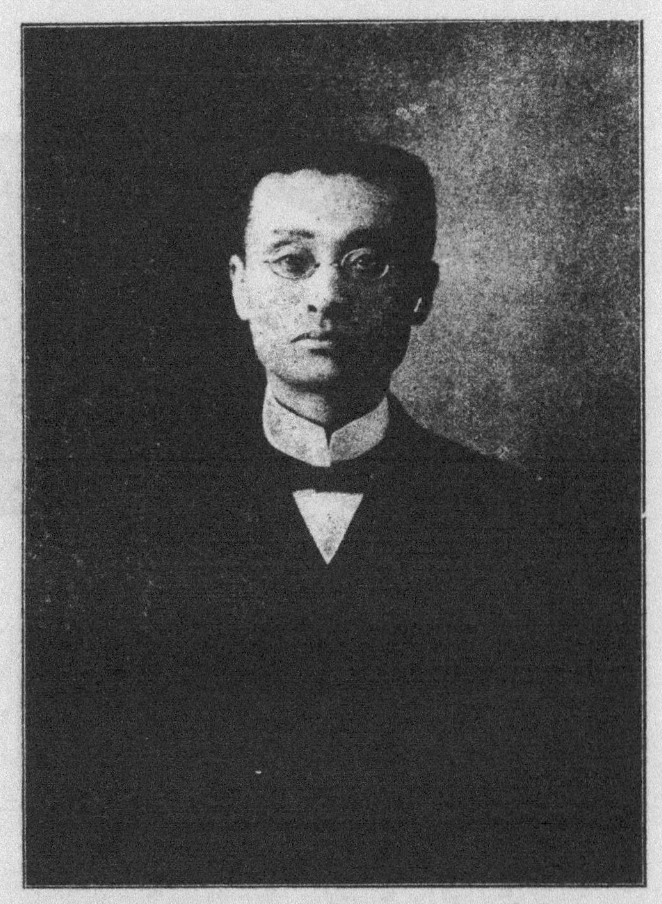

因是子最近攝影

因是子靜坐法 壽世養生

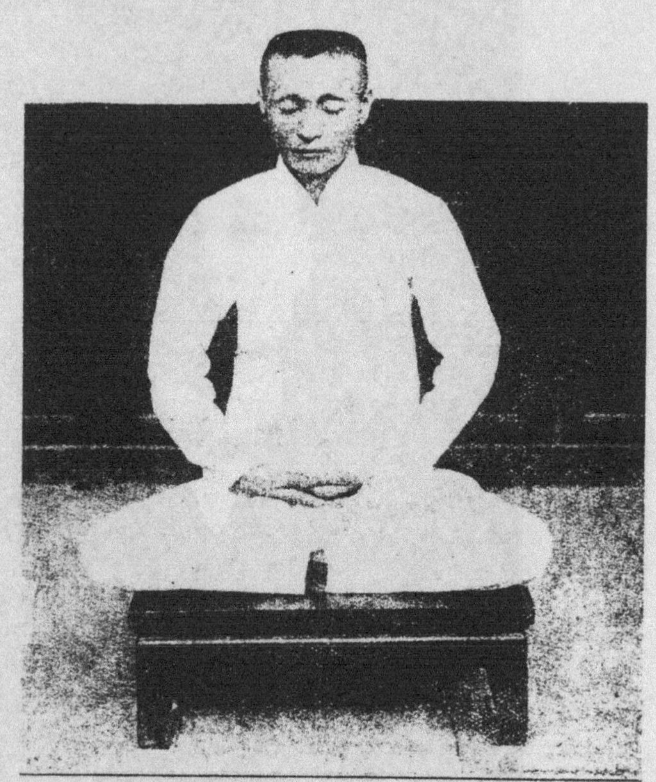

因是子靜坐之姿勢

此為雙盤膝之坐法驟學之頗難可用單盤膝詳方法篇

訂正

敍文

靜坐法即古之所謂內功也古者養生之術本有外功內功二者醫術之藥餌鍼砭治於已病養生之外功內功治於未病者也自後世失其傳習外功者多椎魯而無學而內功又專爲方士所用附會陰陽五行坎離鉛汞諸說其術遂涉於神秘爲搢紳先生所不道夫世間事物苟能積日力以研究之必有眞理存乎其間本無神秘之可言所謂神秘者皆吾人爲智識所限又不肯加以研究人人神秘之我亦神秘之耳余自幼多病屢瀕於死弱冠以前即研究是術庚子之歲乃實行之以

迄於今。未嘗間斷。蓋十八年矣。不特痼疾竟瘳。而精神日益健康。久欲以科學的方法。說明是術之效用。顧以未肯自信。操筆輒止。非敢自秘。將有待也。近聞日本岡田虎二郎。藤田靈齋。均倡導靜坐法。其徒皆有數萬人。岡田之徒。著岡田式靜坐法。藤田自著息心調和法、身心強健秘訣二書。風行一時。重板皆數十次。余取而讀之。則慨然曰。是吾國固有之術也。岡田藤田之書。平實說理。不爲神秘之談耳。惟其說能本乎科哲諸學。乃異於吾國古書所云。余於是乃不能自已矣。間嘗默察吾國民之根性。凡一切學術。以及百工技藝。苟有超絕恆蹊者。往往自視為秘術。私諸一己。不肯示人。以為公同研究。自古至今。卓絕之藝術。坐是而不傳者。蓋亦夥矣。東鄰之民則不然。得吾一術。必公同研究之。其結果且遠勝於我。我方且轉而取法之矣。如吾國之外功。其粗者為八段錦。精者為拳藝。然以自秘之故。不肯公同研究。卒至習者無學。學者又莫之能習。迨明季有陳元贇其人者。流亡至日本。以是術傳福野七郎左衛門等。彼國人起而研究之。至今蔚成柔術。而我國之拳藝如故也。內功其粗者為可却病。其精者乃可成道。然亦以自秘之故。不肯公同研究。卒至流為怪誕。趨入異端。今日本人得其術加以研究創為靜坐法彼國人自大學講師學生軍人老幼男婦多起而效法之且學校有以之加入課程大學學生更有聯合為靜坐會者嘻何其盛歟而我國人則何如也夫非以自秘之故而失其傳耶亦可慨矣余之為是書一掃向者怪異之談而以心理的生理的說明之凡書中之言皆實驗所得於正呼吸法亦兼採岡田之說至於精之成道則屏而不言以余尚未深造不敢以空言欺人也抑吾國之民性至今日浮動甚矣一事當前多不能體察其理為盲從為被動一鬨之市有初鮮終民性如此國幾不國矣以靜坐之

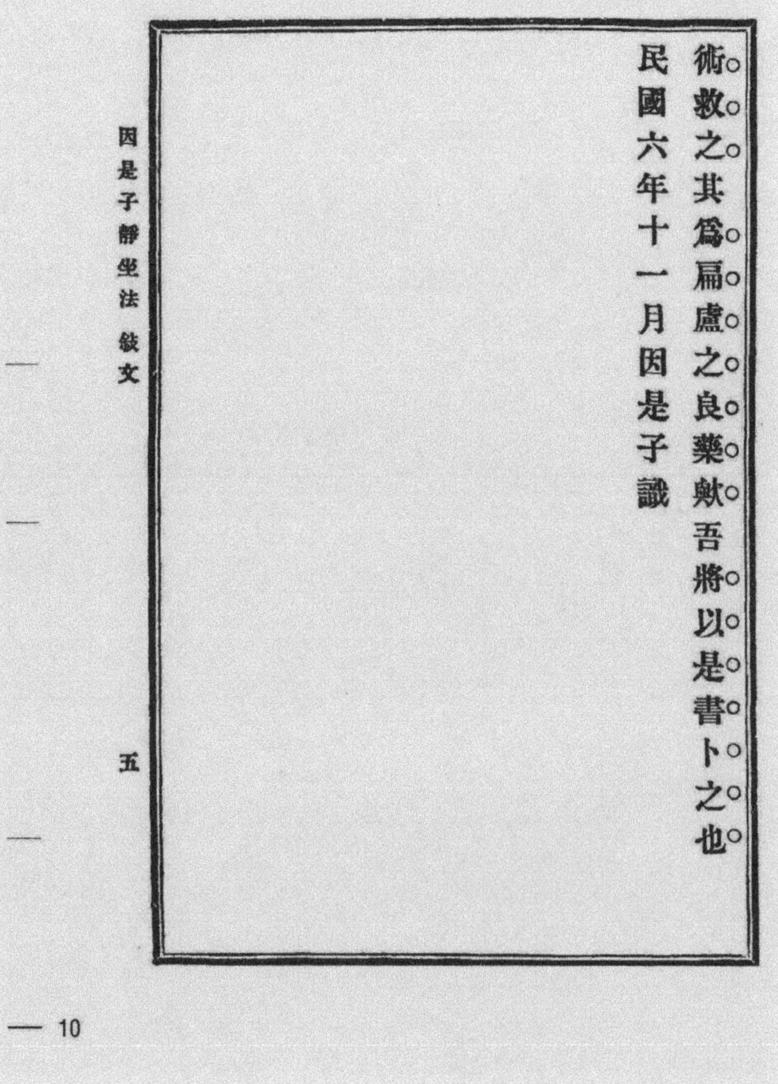

術。救。之。其爲。扁。盧。之。良。藥。歟。吾將。以。是。書。卜。之。也。

民國六年十一月因是子識

因是子靜坐法 壽世養生

因是子靜坐法目錄

原理篇

方法篇

經驗篇

附錄

因是子靜坐法

原理篇

人類之根本

老子之言曰「夫物芸芸各復歸其根」此言萬物之各有根本也相彼草木由胚而芽由芽而幹枝莖葉暢茂條達小者尋丈大者干霄問其何以致此孰不曰根本之深固乎蓋草木之根本敷暢斯能吸收土中之養料以運行於幹枝莖葉而遂其生成此人人所能知也然則人類之生幾萬億年發達至今自其大者觀之亦萬物之一耳既有生命必有根本無可疑也草木之根本人

人能知之能道之。人類之根本何在。則知之者鮮矣。雖然不難知也。物之生。其始皆爲細胞。人由女子之卵細胞與男子之精細胞結合而成胎。猶草木之胚也。胎在母體中。其初生也。一端爲胎兒。一端爲胞衣。而中間聯以臍帶。孕育十月。至脫胎以後。而臍帶方落。以此推之。可知人類胎生之始。必始於臍。臍即爲其根本。培養草木之根本。則以肥料漑壅之。培養人生之根本。當以心意之作用漑壅之。靜坐者。即使吾心意得行其灌漑之時也。

全身之重心

人、生、之、根、本、在、臍。吾、既、言、之、矣。古之有道之士。蓋早知之。故有修養丹田之法。丹、田、者。亦、名、氣、海。在、臍、下、腹、部、是、也。顧吾。之。爲。是。書。意在。發。揮。平。素。之。心。得。以論。理。的。記。述。之。絕不。願。參。以。道。家。鉛。汞。之。說。故不。取。向。者。丹。田。之。名。稱。而名。之。曰。重。心。物理。學。之。公。例。凡物。重。心。定。則。安。重。心。偏。則。傾。百尺。之。塔。凌雲。之。閣。巍然。獨。峙。而。不。欹。者。易。故。曰惟。循。重。心。之。公。例。故。悲哉世俗之人。不知反求其根本。而安定其重心。終日營營。神明憧擾。致心性失其和平。官骸不能從令。疾病災厄。於焉乘之。殊可憫已。靜坐之法。淺言之。乃凝。集。吾。之。心。意。注於。重。心。之。一。

點，使之安定。行持既久，由勉強幾於自然，於是全身細胞悉皆聽命，煩惱不生，悅懌無量。儒家之主靜，老氏之抱一，佛家之止觀，命名各異，究其實罔非求重心之安定而已。

靜坐與生理的關繫

人體之構造，複雜精妙，實有不可思議者。今日科學雖發達，於此學尚祗窺其途徑，未能造其極也。請就生理學上言之：吾人全體機關之最大作用，首在生活，即攝取體外之滋養質，供給於體內各機關，排泄體內之廢料於體外而已，是名新陳代謝。

新陳代謝之作用無一息停止司其樞紐者厥惟循環器循環器包括心臟血管淋巴管而言所以運行血液於全身循環不已者也血液之循環約二十四秒時全體一周一晝夜三千六百周運行之速如此若運行絕無阻滯則身體健康一有阻滯則各機關受其病各機關或有損傷亦能使血液阻滯而病然此種器官在生理學上謂之不隨意筋言其作用雖人在睡臥時全體靜止亦不稍停不能以人之心意左右之也故其阻滯而病也人每不及預防衞生家亦僅能用清潔及多得日光空氣諸法助其運行而已惟靜坐之法使重心安

定於下部宛如強大中央政府得以指揮各機關使血液循環迅速（詳後經驗篇）新陳代謝之作用圓滿體內無惡血停滯則不生病卽偶有病亦能使之不久復元治病於未發之先較諸病已至而治之者其效不可同日語矣

靜坐與心理的關係

人身有肉體與精神兩方面而其不可思議處多在精神方面此宗教及哲學所由起也持極端惟物論者則謂吾人心意之作用不過有生以來經驗之跡象印於腦中者恆隨肉體以俱盡殆不認有精神界持極端惟

心論者反之之謂世界一切皆由心造無心則無物是皆陷於一偏之見究之心身兩方面不可偏廢而心意尤能影響於肉體概而論之其例實多愧恥內蘊則顏爲之赤沈愁終夜則髮爲之白至若催眠術之利用暗示使被術者執熾熱之火箸而告之曰不熱執者卽不覺其苦并肌膚不少變者蓋又不勝枚舉也精神之能左右肉體從可知矣世人不知此義心戰於內物誘於外全體精神皆渙散而不統一與形日離遂生百病甚且夭札比比然也靜坐者能萃全身精神而統於一自然體氣和平却病延年一者何卽重心之謂也

重心即身心一致之根本

重心於生理方面。能使血液運行迅速。在心理方面。能使精神統一。是知。身。之。重。心。即心。之。重。心。不能。有。所。區。別。是故。重。心。安。則身。之。健。康。心之。平。和。同時。併。得。重心。不。安。則身。之。健。康。心之。平。和。同時。胥。失。世、人、妄、生、分、別。鍛、鍊、肉、體、者。忽、於、精、神、之、修、養。修、養、精、神、者。則、又、輕、視、夫、肉、體、之、鍛、鍊。皆、不、察、之、過、也。盍於。身。心。一。致。之。根。本。加之。意。乎。

靜字之真義

地球繞日以行。動而不息。吾、人、棲、息、於、地、球、之、上。亦、隨、地之動以爲動然則宇宙萬有惟一動字可以概之安所謂靜耶故動靜之眞義未可以常說解之吾之所謂動者乃吾人自己有所動作反乎地球行動方向之謂吾之所謂靜者卽吾人自己無有動作合乎地球行動方向之謂蓋地球之行動吾人毫不能感覺者也靜之至斯能造乎毫不感覺之域而與地之動一轍矣

靜坐中安定重心之現象

重心之安定前既言之然靜坐時如何現象不可不一述重心安定在臍下之腹部其初藉調息之法（詳方法篇）俾全身血液運行之力集中於玆臍下腹部膨脹富

於韌性之彈力，是爲重心安定之外形。至其內界，則體氣和平，無思無慮，心意寂然，注於一點，如皓月懸空，潔淨無滓，是爲重心安定之內象。惟靜坐可以得之，其妙有不可言喻者。

形骸之我與精神之我

人身有肉體精神兩方面，故有形骸之我，與精神之我。常人牽於耳目口體之欲，祇知形骸之我，遂不見精神之我。重心擾亂，上浮於胸，全身機關，失於調節，輕則罹病，重則死。死時氣必逆壅，即重心上塞也。從事修養者，肉體與精神，固宜兼顧。然吾見世之體育家，鍛鍊筋肉，極其強固。一旦罹不測之病。莫之能禦。甚且成爲廢人者有之。而禪師或哲學家。鍛鍊心意。能藉修養之作用。驅除病魔。雖軀體孱弱。而卒能壽及期頤者。往往而然。可知精神之我。其能力有遠過於形骸之我者矣。靜坐之法。使重心安定。可以合形神爲一致。而實則能以神役形。每日按時行之。毋使間斷。亦可名之爲精神體操。

方法篇

原理既明。宜詳方法。靜坐之方法。有兩大要件。一、端整姿勢。二、調節呼吸。此爲入門之緊要關鍵。今以次說明之。

甲姿勢

靜坐前後之注意

(一)備靜室一間。或即用臥室。開窗闔戶。不使他人來擾。

(二)製軟厚之褥或墊。備久坐之用。

(三)入坐前解衣寬帶。使筋肉不受拘束。

(四)平直其身。脊骨不曲。端正就坐。

(五)靜坐畢。宜徐徐張眼及舒放手足。切勿匆遽。

靜坐時之兩足

(一)盤足而坐。

(二)盤時或以左脛加於右脛之上。或以右脛加於左脛之上。均可隨人之習慣。右式俗稱爲單盤膝。若如佛家之趺坐。則既以左脛加於右脛。更宜以右脛互加於左脛。兩蹠仰上。俗稱雙盤膝。如此則全身筋肉伸張。脊骨自然不曲。然初學者未易仿效。自以單盤膝爲宜。惟須注意脊骨不曲。

(三)兩股交叉如三角形。股之外側。緊著於褥上。重心自然安定於臍下。

(四)初習盤足時。必覺麻木。可忍耐之。久則漸臻自然。

（五）麻木不能忍者。可上下交換其足。如再不能忍。則暫弛之。待麻木既去。再返坐。

靜坐時之胸部臂部腹部

（一）胸部微向前俯。使心窩降下。

心窩降下者。即古人所謂存想丹田也。常人之重心。不能安定。恆若上浮於心窩。初學靜坐時。常覺胸膈否塞不舒。即心窩不能降下之證。必時時注意於下腹。使心窩處輕浮而不著力。久之自能降下。而重心方得安定。

（二）臂部宜向後突出。使脊骨不曲。

因是子静坐法

脊骨本略帶彎形。坐時臀部不突出。則脊骨必曲向外面。而全身姿勢傾圮矣。

（三）腹之下部宜鎮定。

鎮定下腹。卽所以安定重心。然非有意用力之謂。蓋藉心意之作用。掃除他項雜念。而注意悉凝集於下部。重心自然鎮定也。

靜坐時之兩手

（一）兩手輕輕交握。貼於小腹之前。垂置小腿上。

（二）交握之法。以一手輕握他手四指。兩拇指結成交叉之形。

（三）或以左手握右手。右手握左手。均各隨意。

（四）兩手交握垂下處所。各隨人之肢體所宜。或在腹下。或在股上。不必一定。

（五）兩手下垂及交握之指尖。當悉任自然。不宜些須著力。

靜坐時之顏面耳目口及呼吸

（一）頭頸正直。面宜向前。

（二）兩耳宜如不聞。

（三）眼宜輕閉。

（四）口宜噤。舌抵上齶。

（五）靜坐宜用正呼吸。（詳後）

初學時欲爲正呼吸。頗困難。可用普通呼吸。

靜坐時之心境

（一）宜、一、切、放、下、勿、起、妄、念。

吾人之意識界。恰如舞臺。各個觀念。恰如優伶。倏起倏滅。時時隱現於舞臺中。無剎那之停止。故、欲、妄、念、之、不、起、極、爲、難、事。惟注意之一點。愈明顯。則其他之觀念。愈伏藏。故能注意於重心之一點。則妄念自漸漸消除。

（二）用、返、照、法。使、妄、念、自、然、不、生。

前言勿起妄念然勿起云者亦卽一妄念也故莫如用返照法返照法亦可謂內視術常人兩目之所視均注乎外物罔有能返觀其內者靜坐時閉合兩目返觀吾之意識先將妄念之起滅頭緒理清甲念起則返之甲乙念起則返之乙正其本清其源久之則妄念自然不生

（三）靜坐本可以消除疾病增進健康然此等要求愈病及健康之觀念亦宜屛棄勿思

（四）當純任自然勿求速效宜如一葉扁舟泛乎中流棄櫂舍帆任其所之

（五）靜、坐、時、兩、目、閉、合。猶、可、不、見、外、物。惟、外、界、之、音、響。接、於、兩、耳。心、中、即、生、妄、念。最、難、處、置。故、宜、收。視。返。聽。雖、有。音。響。置、諸。不。聞。練、習。既。久。能、養。成。泰。山。崩。於。前。而。不。動。之。概。方。可。

（六）靜、坐、者、宜、如、宗、教、家。具、有、信、仰、之、心。初、習。時。往。往。反。覺。心。中。苦。悶。必、堅。定。不。移。繼、續。行。持。久、乃。大。效。有效。與。否。全、視。信。仰。

靜坐之時間

（一）靜、坐。之。功。候。到、極。深。處。則、應。終。日。行。住。坐。臥。常、目。在。茲。方。可。然、初、習、時、不、可、不、規、定、時、間。以、早、晨、起、牀、及晚間就寢前各靜坐一次爲宜。否則每日至少必有一次靜坐。

(二)每次靜坐之時間。愈長愈妙。然能坐至三十分鐘。日久繼續不斷。則其收效已不少矣。

(三)事繁之人。每次靜坐。以四十分爲宜。能延長至一時間更妙。

(四)時間不論早晝晚皆宜。若每日祇能坐一次者。以早晨起牀後爲佳。

(五)每晚就寢前。能爲十五分或二十分之短時間靜坐。頗有效。總之以起牀後之靜坐爲主。就寢前之靜坐、副、之、可、也。

（六）早、起、先、在、牀、上。撫、摩、下、腹。調、整、呼、吸。（法詳後）次、通、大、小、便。次、盥、嗽。然、後、靜、坐。

靜坐總以便後爲宜。然因各人習慣不同。早晨或有不能大便者。則亦各從其習慣可矣。

乙　呼吸

調節正呼吸

鼻、端、一、呼、一、吸。謂、之、息。此、言、調、節、正、呼、吸。即、古、人、所、云、調、息、是、也。靜坐。入。手。之。方。法。全以。呼。吸。爲。之。樞。紐。故調。節。正。呼。吸。爲最。緊。要。恆人。重。心。上。浮。力不。集。於。腹。呼吸。

短促恆反於正讀者試躬自實驗之吸氣時腹部膨脹呼氣時腹部收縮卽爲不正呼吸人人皆然靜坐之要務首在改變此不正呼吸之習慣然靜坐宜無思無慮若令注意於呼吸是不能靜坐矣故初入門者一任其爲普通之呼吸惟宜於靜坐之前後調節之一入靜境卽不必留意不久卽能爲自然之正呼吸

今將以次言正呼吸及其調節之方法

正呼吸法

(一)正呼吸呼息時臍下腹部自然膨脹其結果腹力

滿而堅

（二）臍下氣滿胸部空虛

（三）呼息宜緩而長

（四）吸息時空氣滿胸胸自膨脹此時臍下腹部自然收縮

（五）胸膨脹時腹部雖縮而非空虛無論呼氣吸氣重心常安定臍下使之充實方可

（六）吸息宜深而長與呼息相等

（七）呼氣吸氣宜極靜細以靜坐時自己亦不聞其聲爲合

正呼吸之練習

（一）盤、膝、端、坐。與、靜、坐、同、一、姿、勢。

（二）先、吸、短、息。漸、次、加、長。

（三）吸、息、時、胸、部、膨、脹。下、腹、必、收、縮。然當。聽。其。自。然。不可。強。爲。

（四）吸、息、時、不、可、有、意、擴、張、胸、部。蓋有。意。張。胸。則肺。必。扁。平。且不。能。使。心。窩。降。下。一任。自。然。則心。窩。降。下。而肺。可。爲。圓。形。之。發。達。

（五）呼、息、緩、而、細。靜、而、長。徐、徐、入、力、於、下、腹。自、然、膨、脹。

（六）呼、吸、必、以、鼻、出、入。不、可、用、口。

(七)呼、吸、練、習、漸、純、熟。漸、次、加、長。以、長、至、一、呼、一、吸、能、占、一、分、時、間、爲、宜。然、決、不、可、勉、強。

(八)一、呼、一、吸、時。中、間、決、不、可、止、息。

練習呼吸之時刻

(一)練、習、呼、吸。每、日、不、論、何、時、皆、可。然、以、靜、坐、之、前、後、爲、最、宜。

(二)靜、坐、之、前、後。以、五、分、至、十、分。爲、練、習、之、時、間。

(三)練、習、既、久。常、時、亦、能、爲、正、呼、吸、者。則、靜、坐、前、後。可不、必、練、習。

此外能擇野外空氣清潔之處。練、習、深、呼、吸。則、於、調節正呼吸。極有益。蓋深呼吸時。胸腹之漲縮。與正呼吸無以異也。今略述深呼吸之法。先宜立正。足尖分開。兩臂前伸。然後盡力吸氣。同時足跟提起。兩臂上舉過頭。向左右分開。兩掌向上。再呼出其氣。同時兩掌向下。兩臂徐徐下垂。足跟亦徐徐著地。吸氣時須緊閉其口。呼氣時可開口。兼用口鼻呼出之。

心窩降下與呼吸之關係

前言姿勢。既述及心窩宜降下之理。雖然。呼吸時於心窩之降下。更有重大之關係。蓋心窩若不能降下則呼吸。不能調節。靜坐之效。終不可得也。特再述之。以促學者之注意。

(一)初學者呼吸時。必覺心窩處堅實。以致呼吸窒礙。不能調節。宜持以決心。不可退縮。

(二)覺呼吸窒礙時。切不可用力。宜純任自然。徐徐注意。達於下腹。

(三)胸部宜一任其弛緩。使血液循環時。不致壓迫心臟。則心窩自然降下。

(四)練習日久。似覺胸膈空鬆。呼吸靜細深長。一出一入。能直達於臍下重心。卽爲調節呼吸之明效。

靜坐時腹內之震動

(一)靜坐日久。臍下腹部。發現一種震動之奇景。即爲靜坐之成效。

(二)震動之前十數日。必先覺臍下有一股熱力。往來動盪。

(三)熱力動盪既久。忽然發生一種震動。能使全身皆震。斯時不可驚駭。當一任其自然。

(四)震動之速度及震動之久暫。人各不同。皆起於自然。不可強求。亦不可遏抑。

(五)震動時宜以意(不可用力)引此動力。自尾閭循背脊上行而達於頂，復透過頂，自顏面徐徐下降心窩，而達於臍下（自尾閭上行至下降心窩。非一時之事。或距震動後數月。或經年不定。閱者勿誤會。）久之則此動力自能上下升降，并可以意運之於全身，洋溢四達，雖指甲毛髮之尖，亦能感之，斯時全體皆熱，愉快異常。

震動之理由，頗深奧難解，大率血液循環，其力集中於臍下所致，然何以能循脊骨上行，自頂復下返於臍，實不易索解，而事實上則余所親歷，確有可信，古人所謂開通三關者，即指此。

古人。解。此。震。動。之。理。其說。頗。多。玆引。近。理。者。要不。能。繩。以。嚴。格。的。科。學。而固。非。無。可。取。者。其言曰。胎兒。在。母。體。中木不。以。鼻。爲。呼。吸。而其。體。中。潛。氣。內。轉。本循。脊。骨。上。升。於。頂。下降。於。臍。是名。胎◎息◎一自。墮。地。後此脈。即。不。通。而以。鼻。爲。呼。吸。矣。靜坐。之。久。能假。此。動。力。仍返。胎。兒。呼。吸。之。路。即回。復。胎。息。之。始。基。

經驗篇

幼年時代

余自幼多病。消瘦骨立。父母慮其不育。年十二。即犯手淫。久之。夢遺、頭暈、腰酸、目眩、耳鳴、夜間盜汗、百病環生。

幼時愚昧。初不知致病之由。年十三四時。略知其故。然不甚明瞭。屢戒屢犯。又不敢以告人。惟日在病中而已。家居城之西隅。距城東不過二三里。偶因節日偕里人遊於城東。中途輒足輭不能行。歸則一夜必盜汗六七次。幼年之狀況如此。

青年時代

年十五六後。病益多。加以怔忡、心悸、潮熱往來等病。猶憶十七歲之春。每日午後身熱。至翌晨天明退熱。緜延至十八歲之夏方愈。長日與病爲緣。益覺支離。而頗知刻苦讀書。舊時習慣。讀書恆至更深不寐。久病之軀。以病、為、常、事。以、不、病、為、變、例。故、雖、病、而、讀、書、自、若。於、是、體、乃、益、弱。病、乃、益、深。

靜坐之發端

當病盛時。亦百般求治療之法。而內地偏僻。祇有舊醫。所用者為湯藥。久而無效。亦厭棄之。余雖不以告人。而余父則察知余病源所在。有時示以修養心性諸書。又示以醫方集解中所載道家大小周天之術。乃恍然大悟。稍稍習之。病良已。然無恆心。病、作、則、懼。懼、即、習。病、已、則、怠。怠、則、忘、之。然自此知保貴身體。不加戕賊。自十九歲後。諸病雖未嘗離身。而較諸幼年時代。反覺康強矣。

靜坐之繼續

年二十二娶妻以後。自以爲軀體較健於昔。靜坐之術。卽委棄不復爲。而又不知節欲。於是舊時諸疾俱作。加以飲食不節。浸成胃擴張病。食管發炎如熾。益以嘈雜。時時思食。食至口。又厭不欲食。友、人、多、勸、余、靜、養。余、猶、以、爲、無、傷、也。遲、回、不、決。至己亥之春。仲兄岳莊。以患肺疾死。其明年庚子。余亦得咳嗽疾。未幾。卽咯血。服舊醫之湯藥。病轉劇。三月不愈。乃大懼。恐蹈亡兄覆轍。於是屏除藥物。隔絕妻孥。別居靜室。謝絕世事。一切不問不聞。而繼續其靜坐之功。時年二十八也。

靜坐之課程

初爲靜坐時。自定課程。每晨三四時即起。在牀趺坐一二時。黎明。下床盥漱畢。納少許食物。即出門向東。迎日緩緩而行。至城隅空曠處。呼吸淸新空氣。七八時歸家。早膳畢。在室中休息一二時。隨意觀老莊及佛氏之書。十時後。復入坐。十二時午膳。午後。在室中緩步三時習七弦琴。以和悅心情。或出門散步。六時復入坐。七時晚膳。八時後。復在室中散步。九時。復入坐。十時後睡。如是、日、日、習、之。以、爲、常。不、少、閒、斷。

初入手時之困難

當時以急欲愈病之故。行持過猛。每入坐。則妄念橫生。欲芟除之。而愈除愈甚。欲調息則呼吸反覺不利。胸部堅實。如有物梗之。然深信此術有益。持以百折不回之志。絕不稍懈。而困憊益甚。幾至中輟。吾鄉父老中亦有諳是術者。偶往謁之。自言其故。則曰。汝誤矣。習此者。以自然二字為要訣。行住坐臥。須時時得自然之意。徒恃枯坐。勉強以求進。無益也。於是大悟。凡入坐時。一任自然。或覺不適。則徐起緩步室中。俟身心調和。再入坐。如是者將及三閱月。而困難漸去。佳境漸來。

第一次之奇景

自庚子三月初五日。始爲靜坐。幾經困難。而按日爲之不少懈。厥後漸近自然。精神日健。向之出外散步。未及一二里。即足輭不能行者。今則一舉足能行十餘里。曾不稍疲。每入坐後。覺臍下丹田。有、一、股、熱、力。往、來、動、盪。頗、異、之。至五月二十九之夕。丹田。中。突。然。震。動。雖趺。坐。如。常。而身。體。爲。之。動。搖。幾不。自。持。覺此。熱。力。衝開。尾。閭。沿夾。脊。而。上。達。於。頂。大爲。驚。異。如是。者。六。日。震動。漸止。屈計。自。三。月。初。五。日。至。此。僅八。十。五。日。耳。是、爲、第、一、次、奇、景。於是每入坐。即覺此熱力上達於頂。亦不復震動。而舊時所患怔忡、心悸、腰酸、頭暈、耳鳴、目眩、咯血、咳嗽諸疾。均、一、朝、盡、瘳。惟胃擴張關於實質之病則未愈。而、從、此、亦、不、加、劇。

第二三次之奇景

庚子一年中。閉戶靜坐。謝絕人事。常抱定三主義。曰禁。欲。以。養。精。禁多。言。以。養。氣。禁多。視。以。養。神。自爲日記以課之。自三月至五月。爲、入、手、最、困、難、之、逆、境。五月至六月。始見却病之效。七月以後。功候純全。每、入、坐。輒、能、至、三、時、之、久。覺、身、心、儼、如、太、虛。一、塵、不、滓。亦、不、見、有、我。其、愉、快、如、此。

辛丑以後。爲生計所迫。不得不出而治事。而、靜、坐、之、術。

不能如前此之終日程功。則改爲每日早晚二次。至今以爲常。迨壬寅之三月二十八日。晨起入坐。覺丹田熱力復震。一如庚子之五月。惟曩時之熱力。衝擊尾閭。此則衝擊頭頂之後部。即道家所謂玉枕關也。連震三日。後頂骨爲之酸痛。余此時毫不驚異。忽覺頂骨砉然若開。此熱力乃盤旋於頭頂。自是每入坐。即如是。亦不復震。是爲第二次奇景。

是年十月初五之夕。丹田復震。熱力盤旋頭頂。直自顏面下至胸部。而入臍下。復歸丹田。震動即止。是爲第三次奇景。自是每入坐後。此熱力即自後循夾脊而升至頂。由、顏、面、下、降、而、胸、而、入、臍、下。循、環、不、已。如偶患感冒。覺身體不適。可以。意。引。此。熱。力。布濩。全。身。洋溢。四。達。雖指。尖。毛。髮。亦能。感。之。久之。發。汗。感冒。即。愈。從此。舊。疾。永。不。復。發。每與友人登山。輒行山路數十里。不稍倦。最有趣味者。壬寅年在江陰南菁講舍肄業。江陰與武進陸路。距離九十里。暑假時與一友比賽遠足。早晨自江陰起行。午後四時抵武進。步行烈日之中。亦未嘗疲乏也。

二十餘年間之研究

余之研究靜坐術。始於十七歲時。最初亦不之深信。以怵於病而爲之。及檢道家之書。則又滿紙陰陽五行坎離鉛汞之說。千篇一律。頗厭之。故或作或輟。不爲意也。及二十八歲時。以肺疾故。遂定爲常課。然余素性。事事喜實踐。亦以爲靜坐者。不過節嗇精神。不妄耗費。藉以却病。已耳。古人所謂培養丹田。開通三關之說。亦不之信。及吾身經三次震動。果有其事。乃知世界眞理無窮。吾人智力所不能解者。正多。古人之言。殆未可全以爲妄也。

古人本有內功之說。原爲養生妙法。顧其法不傳。秦漢以後。方士創爲鉛汞之說。附會陰陽五行。令人眩惑。然如老氏之言守靜。釋氏之言返照。義實相同。惜乎不詳行持方法。遂使世人視此爲祕術。智者不屑道。愚者不知。殊可慨歎。余懷此疑團。欲以至平常之文字。公之於世也久矣。

自癸卯年來海上。至今年四十有二。早晚二次靜坐。未或稍輟。十餘年間。除某歲間患外症或發痔疾外。一年之中。三百六十日不病者。固亦以爲常矣。年來頗研究哲學心理生理衛生諸書。與吾靜坐術相發明者頗多。乃知靜坐之術。在以人心之能力感動形骸。催促血液之循環。使不阻滯。爲根本之原理。（具詳原理篇）而如余向者所爲靜坐課程。每日向東迎日而行。彼時不過深信道書之說，迎受東方生氣，吸太陽之精耳。而實與衛生家所云多受日光空氣之理暗合。且日光可滅微菌，於治肺疾最效也。每日出外散步，當時亦不過因靜坐兩腿麻木故耳。而實與衛生家所云多運動亦暗合也。然則靜坐亦何奇祕之有哉。

陳摶隱居華山，寢處百餘日不起。達摩面壁九年。歷史所載，確有其事。而故老中練習是術，高年矍鑠者，亦往往見之。據道家所載，仙家以靜坐入手，脫胎換骨者，亦言之鑿鑿。區區靜坐之術，特不過最初步耳。然余卻病之效，固已如是。余今日於道家之言，仍未盡信。所信者內功之說耳。所謂余喜實踐。凡未親歷之境。即不欲言。所言者皆語語記實也。

靜坐宜知忘字訣

余初爲靜坐時。因求速效。所定課程。過於繁密。特爲敍述余之經驗故及之。學者如欲致力。當以方法篇所言早晚二次爲宜。不必效余初時之繁密。致反生困難也。至靜坐之宜得自然。最爲緊要。余不憚反覆言之。欲得自然。莫妙於忘字訣。如爲求愈病而靜坐。而坐時須忘卻愈病之一念。爲增進健康而靜坐。而坐時須忘卻增進健康之一念。心與境忘。一切俱空。方合。蓋靜坐之效

乃積漸而致身心之變化若存愈病及健康之念則心即不能和平而效反不可覩余之初習時即坐此病不可不知也

靜坐不可求速效

余習此術以愈病友人多知之頗有就而求斯術者然習而有成百不獲一皆誤於求速效人第見余之獲效而不審余之獲效者即在不求速效持之以恆耳無他謬巧也學者初則甚勇猛繼以無效而中輟且有疑余另有秘術不肯示人者其結果大率如此不知靜坐者修養身心之法也修養身心與食物之營養同假如以

食物能養人欲求速效一旦暴食過飽傷胃遂屏食物而不御天下寧有是理必如旅行長途然徐徐緩步終有達到之日也

震動與成效無關係

靜坐之久體中有一種震動前既言之然此震動之有無與震動之遲速各因人體質而不同或有因體中不震動視爲無成效遂輟而勿爲者或有見他人之得震動而已則不得而爲之焦勞者皆誤也蓋人之體質萬有不齊靜坐後有數月即得震動者有數年而得震動者亦有靜坐數年身心已得變化之效而并不震動者

可知震動與成效無關係也。

静坐與睡眠之關係

衞生家言。恆人睡眠。每日以八小時爲適宜。又言夫婦同睡。各呼出體中炭酸。致空氣惡濁。且使無病者沾染有病者之毒菌。最非所宜。研究静坐者亦然。每晚九十時宜入坐。十時後卽睡。六時後再起坐。而尤以獨宿爲最要。余庚子歲初習時。獨居禁欲者一年。收效最捷。自是迄今十五年。雖未能完全禁欲。然恆喜獨宿。則十餘年如一日也。

静坐與食物之關係

衛生家言。食物宜少。宜有定時。宜細嚼緩咽。皆至言也。我國人素以多食爲主義。故古詩有云。努力加餐飯。今人見面。問人之健康與否。輒曰食飯幾碗。意蓋以爲多食則精力必充足也。殊不知食物過多。胃不能消化。勢必停滯而生病。爲父母者。恆喜獎勵兒童快食。殊不知快食則不能細嚼。必使胃腸代齒牙之勞。終至胃腸過勞而受病。齒牙以少用而易齲。而食不以時。多食餅餌等雜物。使胃汁時時分泌。均爲胃病之源。余自幼至長。喜多食快食而又不以時。致積久成胃擴張之病。自研究靜坐法後。始漸漸覺悟。及今力戒。每餐所食之物。已較曩者減去三分之二。早晨僅飲牛乳一盂。屏去朝食。從前多食。而中心時虞飢餓。今則少食。而並不虞飢餓。且精力反優於昔。可知向所謂飢餓。乃胃中習慣充塞食物。爲一種反常之感覺。並非眞餓。而食物宜少。宜細嚼緩咽。使易於消化。爲至當不易之理也。

附錄

因是先生傳

先生不知何許人也亦不詳其姓氏好道不主故常而惟其是之從故自號曰因是云性剛直寡言笑率性而行不好隨俗視富貴得喪漠如也生平無他嗜好惟喜山水以每歲春秋出遊攜器裹糧徜徉山水間竟日忘歸登山輒造其巔日行數十里以爲常將天下名山必皆有先生之足跡焉嘗傭書自食其力著述頗富人或以是稱之先生夷然曰古之作者窮畢生之力方著一書今吾十餘年間而著述之多已如是是稗販之役也

奚作。爲。恆閉。戶。靜。坐。窺見心。性。或鼓。琴。自。娛。第習。數。引。勿求。精。也。年老。厭棄。世。事。辭家。入。山。飄然。長。往。莫知。其。所。終。

贊日。觀先。生。之。體。貌。淸癯。枯。瘠。常若。病。然。而實。不。病。其神。全。者。耶。游戲。人。間。了無。執。著。而又。勤。於。修。德。篤於。自。守。不爲。放。誕。狂。異。之。爲。可謂。有。道。之。士。矣。

詠懷五首

庚子歲、病瘵幾殆、慨然從事內學、靜中有得、寄懷於言、

宇宙。有。終。極。山川。屢。改。遷。墮落。形。氣。中。忽忽。三十。年。我身。何。自。始。茫昧。誰。與。宣。我身。何。自。終。杳渺。去。無。邊。亦既有此身。形影聊比肩。外物紛相役。塵俗苦憂煎。飲食。禍由。起。妻孥。愛。所。牽。嗟彼草與木。歸根棄華鮮。於人稱最靈。獨復不之然。水澄。波。浪。平。雲淨。孤。月。圓。俯仰。悟。物。理。世事。須。臾。捐。仙鄉不可必。且以樂吾天。

晨、游、城、東、隅。清、景、娛、人、志。疎林。吐。旭。日。田禾。有。新。穗。雞

嗚墟落間犬吠河梁次鐘聲自南來度橋尋古時曉露沾我衣飄風適然至時夏方溽暑茲晨獨殊致聊與滌炎熱塵垢非所事平旦有清明誰解此中意晨游城西隅曠然有所思纍纍見荒冢冢上草離離小橋依斷岸古井沒殘碑池魚躍水面衆鳥鳴高枝相彼泉下人悲歡兩不知吾身何勞勞瞻顧靡所之江湖風波惡世途多險巇達人貴知命行樂會及時相期千載後甯復不如茲秋雁已南飛寒蛩鳴唧唧人生感華年恍如晨霜疾幸逃斧斤伐全我散樗質意遠與世偏道邇邊敢逸立身

當自慊。守心期勿失。食既奚求飽。室陋堪容膝。閉戶。非。著。書。靜坐。每。終。日。親朋。偶。相。從。談笑。復。坦。率。興至。舉。杯。酒。時或。調。琴。瑟。風吹。籟。自。鳴。水過。竹。還。密。造物本無心。斯人徒銜恤。

青、青、池、中、荷。韡、韡、籬、邊、菊。泥、塗、不、足、滓。嚴、霜、不、能、覆。問、彼、胡、爲、爾。心、勁、質、自、樸。舉世。皆。倘。同。吾偏。抱。玆。獨。無道。尼。山。悲。歧路。楊。朱。哭。毀譽紛宇宙。是非蒿凡目。榮固世所欣。辱亦世所惡。眞、宰、處、其、間。渺、焉、無、盈、縮。養此。浩。然。氣。油油。以。實。腹。明離。守。其。陽。夜半。天。心。復。浮白。生。虛。室。吹律。暖。黍。谷。四序。雖。改。移。吾身。何。涼。燠。遙遙。古。之。人。努力。念。初。服。

因是子静坐法 寿世养生

因是子靜坐法續編

蔣維喬編　一冊三角

是書爲蔣竹莊先生之新著。先生年來虔心學佛。深得大乘止觀法門。遂依據小止觀等古德所說并附以己見編成是書。書名雖稱因是子靜坐法續編。而內容則與前編截然不同。至中間所列修止修觀各法。純保佛家法門。皆易解易行。若照此實行靜坐。不但可以却病延年。而更有超脫生死之妙用。誠修養身心之無上法寶。

商務印書館發行

中華民國十三年九月初版（十三年十月二〇版）

（因是子靜坐法一冊）
（每冊定價大洋叁角）
（外埠酌加運費匯費）

編纂者　因是子
發行者　商務印書館
印刷所　上海北河南路北首寶山路　商務印書館
總發行所　上海棋盤街中市　商務印書館
分售處　北京　天津　保定　奉天　吉林　龍江　濟南　太原　開封　鄭州　西安　南京　杭州　蘭谿　安慶　蕪湖　南昌　漢口　長沙　常德　衡州　成都　重慶　瀘縣　福州　廣州　潮州　香港　梧州　雲南　貴陽　張家口　新嘉坡　商務印書分館

六〇三四張

因是子静坐法續篇

因是子　編纂　商務印書館　民國十二年十二月四版

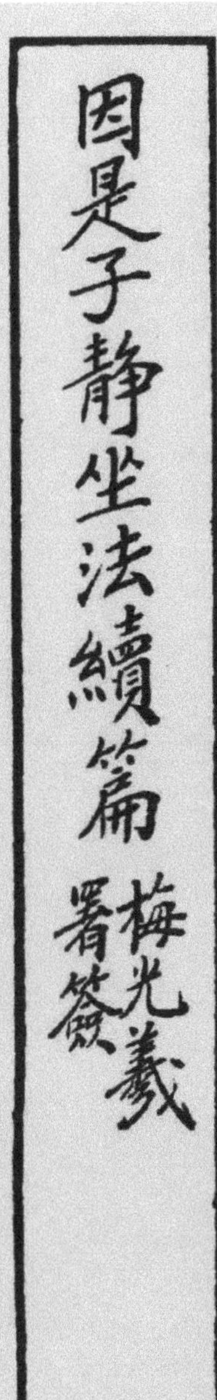
因是子靜坐法續篇
梅光羲
署簽

敘例

一是書雖名因是子靜坐法續編。然其內容、則與前編截然不同。蓋前編是道家方法、此編是佛家方法也。

一道家方法、足以却病延年、不足以超脫生死。（雖亦有成道之說實不過延長壽命未能出生死輪迴）惟佛家方法、下手即以超脫生死為目的、却病延年、乃其餘事、所以為最尊最勝之法。

一余在民國三年、著因是子靜坐法時、雖喜翻閱釋典、實未得其門。至民國六年、第二次至北京、方專心學佛、拋棄昔年之靜坐法、改習佛家之止觀法。屈計修持不過四五年、實無心得、可以告人、故余之本意、尚不願撰此續編、今之為此、蓋有不得已焉。

一余之不得已而著此書、有兩種原因。一者屬於自己方面。蓋前編出板以後、行銷已及數萬册、學者甚多、投函質疑、絡繹不絕、近如各省、遠及南洋、幾無處無學習之人。苦於不能將余近數年之經歷、一一告之、故不得不藉文字以達近年來之思想。二者屬於他人方面。人之見過我書而未見其人者、大率以爲必是老道一流人物、聞余學佛、以爲必另是一人。如梁漱溟君、著維識述義、未審余之前後歷史、於其序言中、劇下判斷曰「蔣某好談佛法、但我看他的著作、實在是醇乎其醇的外道思想」並世相識之人、尙隔膜如此。故同志之友人、皆常常督促、以爲必須著一續編、以釋外間之疑。梅光羲徐文爵二君、促之尤力、乃於今夏暑假期內、草成此編。

4

一是書依據小止觀及釋禪波羅蜜次第法門而作、旁及他種經論、附以己意、而用顯淺之文字達之。稍深之方法、亦多不採。務期學者易解易行。若欲求全豹、則原書具在、可以覆按。

一物質的科學、可以用客觀證明、至靜坐是精神事業、祇有主觀可以自證。若用語言文字、詔告他人、全在十分忠實、不可有絲毫妄語、以惑世亂俗。今之修此道者、往往喜說定中種種神奇境界、學者受其誘惑、貽害匪淺。余則修持三十餘年、所可言者、祇是入坐後、恆能達一心不亂之境耳、並無神奇可說。或者聞余此言、又以爲有所祕密。不知余向來主張一切學術、應公開研究、乃極反對祕密者。（至佛教密宗另是一事非世俗所謂祕密）學者應知靜坐決非以求神奇爲事。即果遇神奇、亦宜捨之、不可

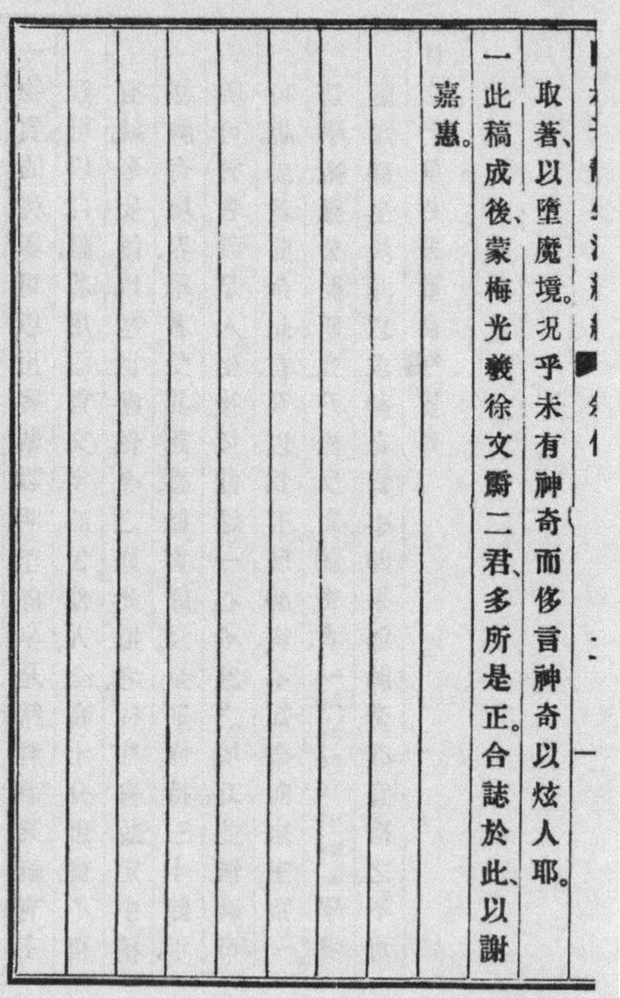

因是子静坐法续篇　寿世养生

取著、以墮魔境。況乎未有神奇而侈言神奇以炫人耶。

一此稿成後、蒙梅光羲徐文霨二君、多所是正。合誌於此、以謝嘉惠。

8

因是子靜坐法續編目錄

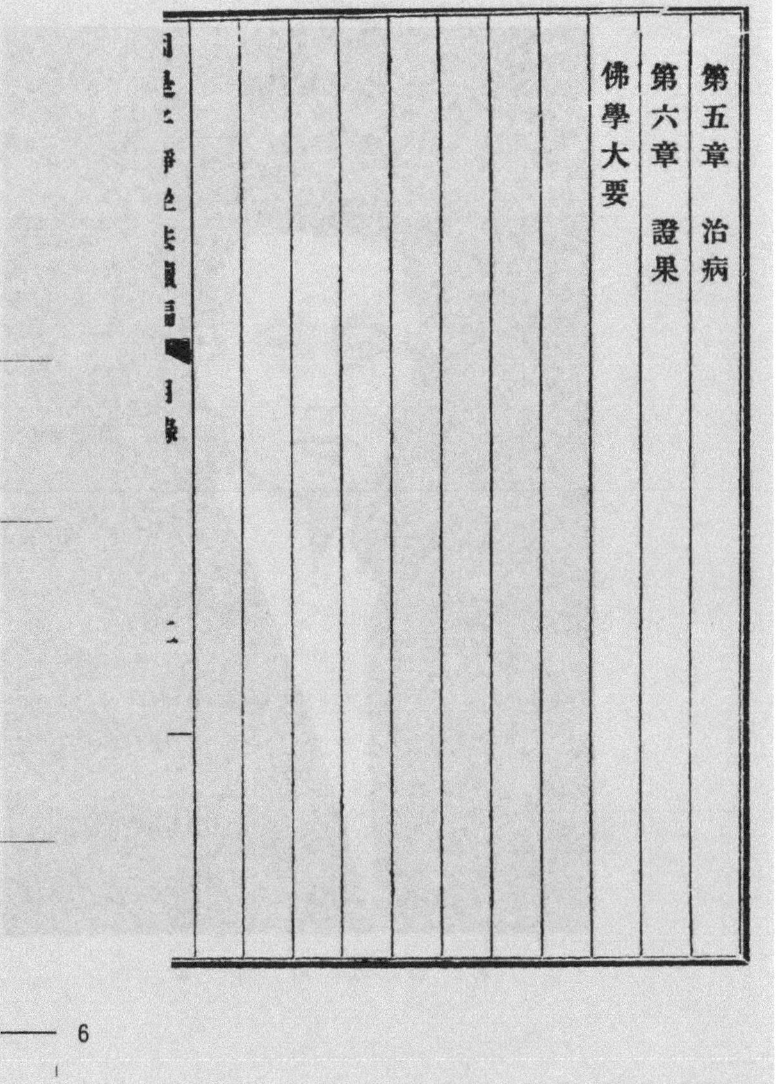
因是子静坐法续篇寿世养生

因是子靜坐法續篇　目錄

二

6

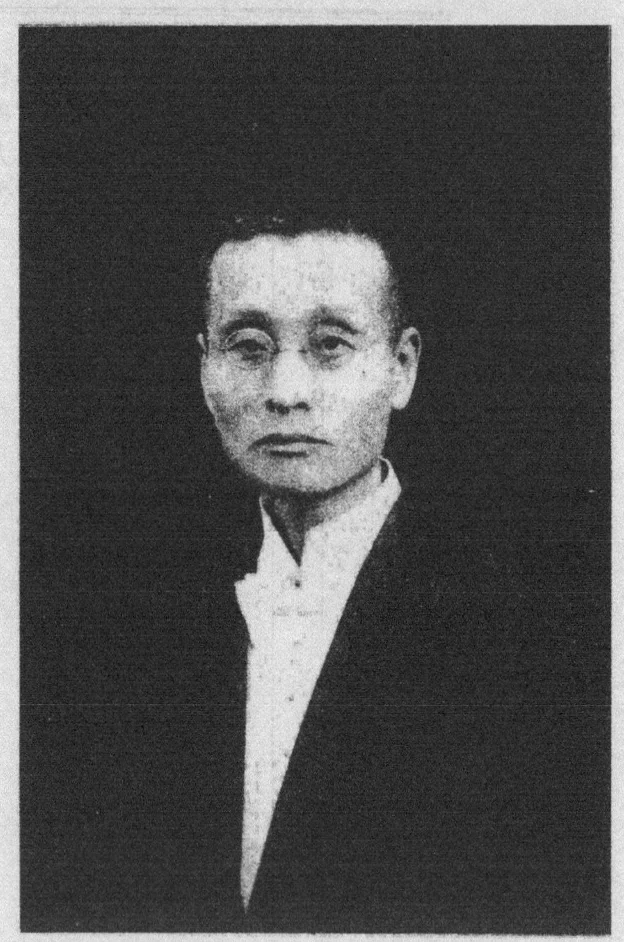

因是子最近攝影

因是子静坐法续篇

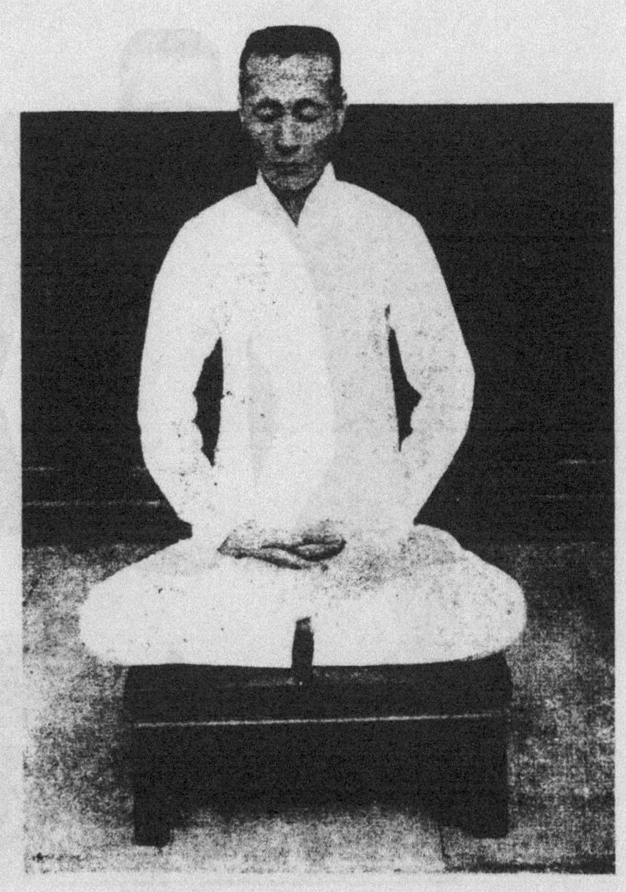

趺坐式(雙盤膝)

因是子静坐法续篇 寿世养生

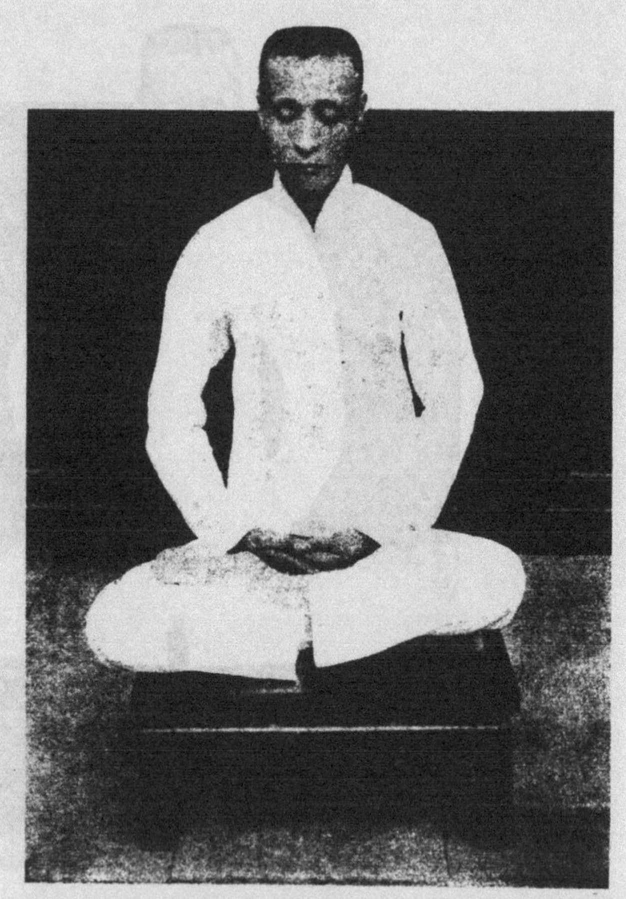

半趺坐式（單盤膝）

因是子静坐法续篇 寿世养生

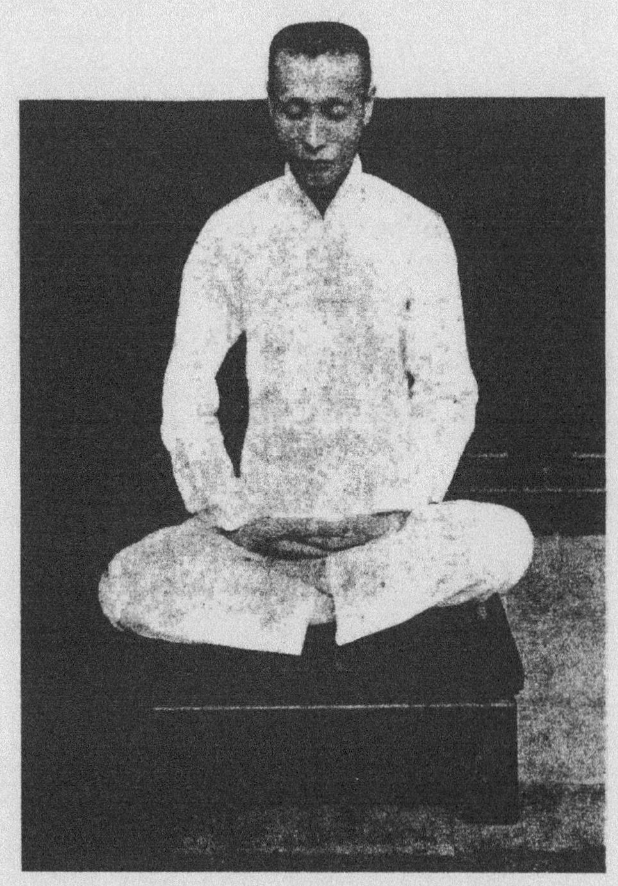

向下盤腿式

因是子靜坐法續編

第一章　靜坐前後之調和工夫

第一節　調飲食

既有此身、不可無飲食以滋養之。飲食入胃、經消化後、變爲糜粥狀、入於小腸再爲乳狀、爲血管所吸收、變成血液、滋養全身。故飲食與生命有重大關係。然食若過多、則胃中不能盡量消化、反須將不消化之物、排洩於體外、是使胃腸加倍工作、結果必氣急身滿、坐不得安。又食若過少、則有營養不足、身體衰弱之虞、亦於靜坐不宜。故飲食務必調勻。吾人之習慣、大概病在多食。故過進食後、覺胃中微有飽感、即宜停止。古人云、食欲常少、其言實有至理。又食物不宜濃厚、能素食最佳。又靜坐宜在早晨空腹時、平常亦應於食後二小時、方可入坐。

第二節　調睡眠

吾人勞力勞心後、必有休息、以回復其體力。睡眠是休息之最久長者。常人以睡眠八小時爲度、過多則心神昏昧、於靜坐最不宜。若過少、則體力不得回復、心神虛恍、亦屬不宜。故睡眠亦須有定時、有節制、則神氣清明、可以入道。若靜坐功候漸深者、則半夜醒後、即可起坐。坐後不再睡、固最妙、若覺未足、再爲假寐、亦可。如靜坐功候加深、坐時加久、則睡眠之時、可漸漸減少、故有終年以坐代睡者。此非可勉強學步、終以調節睡眠、使不過多過少、乃爲合理。

第三節　調伏三毒

何謂三毒、貪欲、嗔恚、愚癡、是也。此三者、吾人自有生以俱來、一切煩惱、由之而生、故亦稱根本煩惱。爲修道之大障礙。故必須調伏之。

(一)貪欲　吾人託父母之欲愛而投胎而成身。投胎成身之後、又復數行淫欲、爲未來世投胎成身之因。於是死死生生、相續不已。可見淫欲爲生死根本、不斷淫欲、終不能超出生死大海也。修道之人、欲了脫生死、不可不先斷淫欲。苟不能驟斷、亦須自有節制、漸漸調伏之。縱欲之患、如飛蛾赴火、必至焚身、可不懼哉。

(二)嗔恚　嗔恚由貪欲而起。吾人遇可欲之物、必欲得之、得之則喜、不得則嗔。嗔恚不已、必至鬬爭仇殺。自古至今、殺戮罪惡、相尋不窮、推其起原、不過一人數人一念之嗔、爲之導線。嗔恚之毒、可勝言哉。

(三)愚癡　愚癡亦名無明。一切衆生、皆具清淨眞心、此心本如明鏡、具無量功德。自無始以來、爲妄想蔽覆、遂生妄執、種種顛倒、故云無明。於是造作罪業、長淪生死、如盲人獨行於黑夜之中、永不見日。愚癡之毒、又爲貪與嗔之根本也。

至調伏之法、於下文止觀章對治觀中詳之、今不贅及。

第四節　調身

何謂調身、即使身體之姿勢、常常調和是也。調身者於坐前・坐時・坐後・皆當注意。坐前如平常之行住進止、均宜安詳、不可有粗暴舉動。若舉動偶粗、則氣亦隨之而粗、心意浮動、必難於入靜。故於未坐前、應預先調和之、是爲坐前調身之法。至於坐時、或在牀上、或特製坐櫈、於此解衣寬帶、從容安坐。次當安置兩足、若用單盤、(亦名半趺)則以左脚小腿曲置右股上、牽之近身、令左脚指略與右股齊、右脚指略與左股齊。若用雙盤、(亦名全趺)則更宜將右脚小腿引上交加於左股、使兩蹠向上。若年長之人、幷單盤亦不能者、則用兩小腿向後交义於兩股下、亦可。次安置兩手、以左掌之背、疊於右掌之面、貼近小腹之前、輕放於腿上。然後向左右搖動其身七八次、即端正其身、令脊骨勿曲勿挺。次正頭頸、令鼻與臍、如垂直線相對、不低不昂。次開口吐腹中穢氣、吐畢、即以舌抵上腭、由口鼻徐徐吸入清潔之氣、如是三次

10

或五次七次、多寡聽各人之便。次當閉口、唇齒相著、舌抵上齶。次當輕閉兩眼。正身端坐、儼如磐石、兀然不動。坐久、微覺身體或有偏曲低昂不正者、當隨時矯正之。是爲坐時調身之法。若靜坐畢。應開口吐氣數次。然後微微搖動其身、次動肩胛及頭頸。次徐徐舒放兩手兩足。次以兩大指背、相合搓熱、摩擦兩目、然後開眼。次以指背擦鼻、擦兩耳輪。次以兩手掌搓熱、徧摩頭部及腹背手足、使全身皆徧。坐時血脈流通、身必發汗、待汗稍斂、方可隨意動作。是爲坐後調身之法。

第五節　調息

鼻中之氣、一呼一吸、名之爲息。靜坐入手最重要之功夫、即在調息。昔人謂息有四相、一風相、二喘相、三氣相、四息相。鼻中之氣出入時、覺有聲音者、名爲風相。出入雖能無聲、而急促不通利者、名爲喘相。出入雖能無聲、亦能不急促、而不能靜細者、名爲氣相。平常之人、鮮有不犯此三者、此則息之不調和也。若既能無聲、亦不急促、亦不粗浮、雖極靜之時、自己不覺鼻息之出入者、名爲息相、此則息之調和者也。故於平常時、亦應知注意、是爲坐前調息之法。若入坐之時、覺有不調之三相、即心不能安定。宜善調之、務令鼻息出入、極緩極微、長短均勻。亦可用數息法、數時或數出息、或數入息、從第一息數至第十畢、再從第一息數起、若未數至十、因心想他事、至於中斷、即再從第一息數起、如此循環、久之純熟、自然能令息調和。是爲坐時調息之法。因調息之故、血脈流通、周身溫熱。故於坐畢、宜開口吐氣、必待體中溫熱低減、回復平常原狀後、方可隨意動作。是爲坐後調息之法。

第六節　調心

吾人自有生以來、即係妄心用事、所謂意馬心猿、極不易調。靜坐之究竟功夫、即在妄心之能調伏與否耳。人之動作、不外行・住・坐・臥・所謂四威儀也。未入坐時、除臥以外、即是行與住二威儀、當於此二者常常加功、一言一動、總須檢束吾心、勿令散想、久久自易調伏。是爲坐前調心之法。至於坐時、每有二種景象。一者心中散亂、支持不定。二者心中昏沈、易致瞌睡。大凡初坐時、每患散亂、坐稍久妄念較少時即患昏沈、此用功人之通病也。治散亂之病、當將一切放下、視我身亦如外物、擱在一邊、不去管他、專心一念、存想臍間、自能徐徐安定。治昏沈之病、可注意鼻端、令心向上、使精神振作。大概晚間靜坐、因晝間勞倦、易致昏沈。早晨靜坐則可免此患。又用前之數息方法、從一至十、務使不亂、久久習熟、心息相依、則散亂·昏沈·二病皆免。是爲坐時調心之法。靜坐將畢、亦當隨時調伏妄心、不可聽其胡思亂想。若不坐時、亦能如坐時之心志靜定、則成功不遠矣。是爲坐後調心之法。

以上調身·調息·調心·三法、實際係同時並用、不過爲文字上記述便利起見、分作三節、讀者宜善體之。

第二章　正修止觀工夫

第一節　修止

止者、入坐時止息妄念也。修止之法有三。

(一)繫緣止。繫者、心有所繫也。心中起念時、必有所依附之事物、謂之緣。吾人心之所緣、忽甲·忽乙·忽丙·忽丁·剎那不停、謂之攀緣。今則繫此心念於一處、令不散亂、譬如以鎖繫猿猴、故名繫緣止。至其方法、則有五種。(甲)繫心頂上、言坐時專注其心念於頭頂也。此可治昏沈之病。然行之若久、則有頭暈之患、祇可於昏沈時、偶一用之。(乙)繫心髮際。髮黑肉白、於此交際之處、專注其心、心易停住。然久則眼好上視、或眩暈而見黃赤等顏色、亦不宜恆用。(丙)繫心鼻端。此法可覺悟出息入息、來無所從、去無所之、刻刻不停、了無常相。吾人生命之表現、即此呼吸出入之息、既知息無常、可了知生命亦無常。然此法亦不宜恒用。有使血液上行之患。(丁)繫心臍下。此法較爲穩妥、故自來多用之。今試一言其理、蓋吾人心念、專注於身之何處、血液亦隨之而集注於此、此生理上之定則也。繫心於頂及髮際鼻端、有頭暈及見黄赤顏色血逆之病者、即頭部充血所致。可見血液應使下降、方無患害。此繫心臍間、所以爲較妥之法、且能治各種疾病、亦不外此理。(戊)繫心於地。此法將心念專注於座下之地、不但使氣血隨心下降、且能使吾之心念、超出於軀殼之外、亦頗適宜。然初學之人、毫無依傍、不能安心、故禪家亦不恆用。

(二)制心止。制心者、隨其心念起處、制之使不流動也。習繫緣止後、稍稍純熟、即當修制心止。是由麤入細之法。蓋所謂心者、若細言之、則有心王心所種種之名詞。然若就現在專談用功之便利而簡單言之、即將心字看作胡思亂想之心亦可也。今所言制心止者、制之之法、即是隨吾人心念起處、斷其攀緣以制止之、心若能靜、則不須制、是即修制心止。然有意制心、心既是一個妄念、制又是一個妄念、以妄制妄、其妄益增。譬如家有盜賊進門、主人起而與之抵抗、未必能勝、反或被害。倘端坐室中、目注盜賊、毫不爲動、則盜賊莫測所以、勢必逡巡退出。故余常用一種簡便方法、於入坐時、先將身心一切放下、然後回光返照、於前念已滅後念未起之間、看清念頭所起之處、一直照下、不令自甲緣乙。於是此妄念自然銷落、而達於無念之境。念頭再起、即再用此法。余久習之、極有效驗、此猶目注盜賊、令其逡巡自退也。

(三)體眞止。此法更較制心止爲細。前二法爲修止之方便、此法乃眞正之修止。又制心止可破繫緣止、體眞止可破制心止、是由淺入深、由麤入細之工夫。體是體會、眞是眞實、細細體會心中所念一切事事物物、皆是虛妄、了無實在、則心不取。若心不取、則無依無著、妄想顛倒、毋須有意制之、自然止息。是名體眞止。至於修體眞止之法、當於坐時、先返觀余身、自幼而壯而老而死、刻刻變遷、刹那刹那、不得停住。倘吾身有一毫實在者、當有停住、今實無法可使之住、可知吾身全是因緣假合假散。又返觀余心、念念遷流、過去之念已謝、現在之念不停、未來之念未至、究竟可執著那一念爲我之心耶。如是於過去現在未來三際、周徧求之、了不可得。既不可得、則無復有心、無心則無生、又何有滅。吾人自覺有妄心生滅者、皆是虛妄顛倒、有此迷惑。久久純熟、其心得住、自然能止、止無所止、方爲體眞止也。此所言者、乃專言用功之方法耳。若據實而論、則吾人此身、乃是煩惱業識爲因、父母爲緣、因緣湊合而成者也。又唯心之外、別無境界。所謂一切唯心是也。

第二節 修觀

觀是觀察、內而身心、外而山河大地、皆當一一觀察之。而以回光返照、爲修持之主旨。今因對治三毒、爲說三種觀法。對治者、吾人應自己覺察貪瞋癡三毒、何者偏多、即對此病而修觀法以治之也。

(一)淫欲多者應修不淨觀。試思吾身受胎、無非父母精血污穢不淨之物、和合而成。胎之地位、在母腹腸臟糞穢之處。出胎以後、得此不淨之身。從頭至足、自外至内、不淨之物、充滿其中。外則兩眼·兩耳·兩鼻孔·及口·大小便、共計九竅、無時不流臭液。徧身毛孔、發散汗垢。内察臟腑、膿血尿屎、種種不淨。及其死也、不久腐爛、奇臭難聞。如是男觀女身、如一革囊、外形雖美、内實滿貯糞臭。女觀男身、亦應如是。久久觀察、淫欲自滅。是爲對治淫欲修不淨觀。

(二)嗔恚多者應修慈悲觀。當念我與衆生、本皆平等、有何彼此分別。慈者、推己及人、與以快樂也。若我身心、願得種種快樂、如寒時得衣、飢時得食、勞倦時得休息之類。應發慈心、推廣此等快樂、及於我之親愛。修習既久、應推及疏遠之人、更進而推及向所怨憎之人。怨親平等、了無分別。方謂大慈。悲者悲憫衆生種種苦惱、我爲拔除之也。亦對親疏怨憎、了無分別。方謂大悲。如此常常觀察、嗔恚之病、自然消除。是爲對治嗔恚修慈悲觀。

(三)愚癡者應修因緣觀。愚癡即是無明。三毒之中、最難破除。故亦得謂前二法爲修觀之方便、此法是眞正之修觀。世間一切事事物物、皆從內因外緣而生。如種子爲因、水土時節爲緣、因緣湊合、種能生芽、從芽生葉、從葉生節、從節生莖、從莖生華、從華生實。無種子·即不能生芽以至生實。無水土·種子亦不能生芽生實。時節未到·種子亦不能生芽以至生實。然種子决不念我能生芽、芽亦不念我從種子生、水土亦不言我能令種子生芽以至生實、時節亦不言我能令種子生芽以至生實。可見凡物之生、了無自性。若有自性、卽應永久常住、不應因緣湊合而生、因緣分散而死。我身亦然、前生之業爲因、父母爲緣、因緣湊合卽生、因緣分散卽死、死死生生、生生死死、刹那刹那、不得稍住。如是常常觀察、自能豁破愚癡、發生智慧。是爲對治愚癡修因緣觀。

以上止觀二法、在文字上記述之便利、自不得一一羅列。至於實際修持、則愈簡單愈妙。宜就各人性之所近、擇一法修之、或多取幾法試之。察其何法與我相宜、則抱定一法、恆久行之、不必改變。此應注意者也。

第三節　止觀雙修

前文所述止觀方法、雖似有區別、然不過修持時、一心之運用方向、或偏於止、或偏於觀耳。實則念念歸一爲止、了了分明爲觀、止時決不能離觀、觀時決不能離止。止若無觀、心必昏沈、觀若無止、心必散亂。故必二者雙修、方得有效。今略舉如下。

一對治浮沈之心、雙修止觀。靜坐時、若心浮動、輕躁不安、應修止以止之。若心昏暗、時欲沈睡、應修觀以照之。觀照以後、心尚不覺清明、又應用止止之。總之當隨各人所宜、以期適用。若用止時、自覺身心安靜、可知宜於用止、即用止以安心。若於觀中、自覺心神明淨、可知宜於用觀、即用觀以安心。

二對治定中細心、雙修止觀。止觀法門、習之既久、粗亂之心漸息、即得入定。定中心細、自覺此身、如同太虛、十分快樂。若不知此快樂本來虛妄、而生貪著、執爲實有、則必發生障礙、不得解脫。若知是虛妄不實、不貪不執、是爲修止。雖修止後、猶有一毫執著之念、應當觀此定中細心、與粗亂之妄心、不過有粗細之別、畢竟同是虛妄不實。一經照了、即不執著定見。不執定見、則功候純熟、自得解脫。是名修觀。

三均齊定慧、雙修止觀。修止功久、妄念銷落、能得禪定。修觀功久、豁然開悟、能生眞慧。定多慧少、則爲癡定。爾時應當修觀照了、使心境了了明明。慧多定少、則發狂慧、心即動散、如風中之燈、照物不能明瞭。爾時應復修止、則得定心、如密室中之燈、照物歷歷分明。是謂止觀雙修、定慧均等。

第四節　隨時對境修止觀

自第二章第一節至第三節、所述止觀方法、皆於靜坐中修之。

密室端坐、固爲入道之要。然此身決不能無俗事牽累、若於靜坐之外、不復修持、則功夫間斷、非所宜也。故必於一切時、一切境、常常修之、方可。

何謂一切時、曰行時·曰住時·曰坐時·曰臥時·曰作事時·曰言語時。云何行時修止觀。吾人於行時、應作是念、我今爲何事欲行。若爲煩惱及不善事·無益事、卽不應行。若爲善事·有益事·卽應行。若於行時、了知因有行故、則有一切煩惱善惡等業、了知行心·及行中所現動作、皆是虛妄不實、毫不可得、則妄念自息。是名行中修止。又應作是念、由先起心以動其身、見於行爲、因有此行、則有一切煩惱善惡等業。卽當返觀行心、念念遷流、了無實在、可知行者及行中所現動作、畢竟空寂。是名行中修觀。云何住時修止觀。吾人於住時、應作是念、我今爲何事欲住。若爲煩惱·及不善事·無益事、即不應住。若爲善事·有益事、即應住。若於住時、了知因有住故、則有一切煩惱善惡等業、了知住心·及住中所現狀態、皆是虛妄不實、毫不可得、則妄念自息。是名住中修止。又應作是念、由先起心以駐其身、見其住立、因有此住、則有一切煩惱善惡等業。即當返觀其心、念念遷流、了無實在、可知住者及住中所現狀態、畢竟空寂。是名住中修觀。云何坐時修止觀。此坐非指靜坐、乃指尋常散坐而言。吾人於坐時、應作是念、我今爲何事欲坐。若爲煩惱·及不善事·無益事、即不應坐。若爲善事·有益事、即應坐。若於坐時、了知因有坐故、則有一切煩惱善惡等業、了知坐心及坐中所現狀態、皆是虛妄不實、毫不可得、則妄念自息。是名坐中修止。又應作是念、由先起心以安其身、見此坐相、因有此坐、則有一切煩惱善惡等業。卽當返觀坐心、念念遷流、了無實在、可知坐者及坐中所現狀態、畢竟空寂。是名坐中修觀。云何臥時修止觀。吾人於臥時、應作是念、我今爲何等事欲臥。若爲不善放逸等事、卽不應臥。若爲調和身心、卽應臥。若於臥時、了知因有臥故、則有一切煩惱善惡等幻夢、皆是虛妄不實、毫不可得、則妄念自然不起。是名臥中修止。又應作是念、由於勞乏、卽便昏暗、見此臥相、因有一切煩惱善惡等業。卽當返觀臥心、念念遷流、了無實在、可知臥者及臥中所現情狀、畢竟空寂。是名臥中修觀。云何作事時修止觀。吾人於作事時、應作是念、我今爲何等事欲如此作。若爲不善事·無益事、即不應作。若爲善事·有益事、即應作。若於作時、了知因有作故、則有一切善惡等業、皆是虛妄不實、毫不可得、則妄念不起。是名作中修止。又應作是念、由先起心、運其身手、方見造作、因此有一切善惡等業。即當返觀作心、念念遷流、了無實在、可知作者及作中所經情景、畢竟空寂。是名作中修觀。云何言語時修止觀。吾人於言語時、應作是念、我今爲何事欲語。若爲煩惱及不善事·無益事、即不應語。若爲善事·有益事、即應語。若於語時、了知因此語故、則有一切煩惱善惡等業、皆是虛妄不實、毫不可得、則妄念自息。是名言語中修止。又應作是念、由心鼓動氣息、衝於咽喉脣舌齒顎、故出音聲語言、因此有一切煩惱善惡等業。即當返觀語心、念念遷流、了無實在、可知語者及語中所有音響、畢竟空寂。是名語中修觀。

何謂一切境、卽六根所對之六塵境、眼對色·耳對聲·鼻對香·舌對味·身對觸·意對法也。云何於眼對色時修止觀。凡眼所見一切有形之物皆爲色、不僅指男女之色而言。吾人見色之時、當知如水中月、無有定質。若見好色、不起貪愛、若見惡色、不起瞋惱、若見不好不惡之色、不起分別想。是名修止。又應作是念、今所見色、不過內而眼根、外而色塵、因緣湊合、生出眼識、同時卽生意識、強爲分別種種之色、因此而有一切煩惱善惡等業。卽當返觀緣色之心、念念遷流、了無實在、可知見者及所見之色、畢竟空寂。是名修觀。云何於耳對聲時修止觀。吾人聞聲之時、當知悉屬空響、倏爾卽逝。若聞好聲、不起愛心、若聞惡聲、不起瞋心、若聞不好不惡之聲、不起分別想。是名修止。又應作是念、今所聞聲、不過內而耳根、外而聲塵、因緣湊合、生出耳識、同時卽生意識、強爲分別種種之聲、因此而有一切煩惱善惡等業。卽當返觀緣聲之心、念念遷流、了無實在、可知聞者及所聞之聲、畢竟空寂。是名修觀。云何於鼻對香時修止觀。吾人齅香之時、當知如空中氣、倏爾不留。若齅好香、不起愛心、若齅惡香、不起瞋心、若齅不好不惡之香、不起分別想。是名修止。又應作是念、今所齅香、不過內而鼻根、外而香塵、因緣湊合、生出鼻識、同時卽生意識、強爲分別種種之香、因此而有一切煩惱善惡等業。卽當返觀緣香之心、念念遷流、了無實在、可知齅者及所齅之香、畢竟空寂。是名修觀。云何於舌對味時修止觀。吾人於嘗味之時、當知是虛妄感覺、倏爾卽滅。若得美味、不起貪心、若得惡味、不起瞋心、若得不美不惡之味、不起分別想。是名修止。又應作是念、今所嘗味、不過內而舌根、外而味塵、因緣湊合、生出舌識、同時卽生意識、強爲分別種種之味、因此而有一切煩惱善惡等業。卽當返觀緣味之心、念念遷流、了無實在、可知嘗者及所嘗之味、畢竟空寂。是名修觀。云何於身對觸時修止觀。吾人於受觸之時、當知幻妄接觸、倏爾卽無。若受樂觸、不起貪著、若受苦觸、不起瞋惱、若受不樂不苦之觸、不起分別想。是名修止。又應作是念、輕重・冷煖・澀滑・硬輭等、謂之觸、頭・胴・四肢・謂之身、觸是虛假、身亦不實、因緣湊合、乃生身識、同時卽生意識、強爲分別種種之觸、因此而有一切煩惱善惡等業。卽當返觀緣觸之心、念念遷流、了無實在、可知受觸者及所受之觸、畢竟空寂。是名修觀。意對法時修止觀、與前文靜坐中所述方法相同、茲不復贅。

第五節 念佛止觀

若多障之人、學習止觀、心境暗劣、但憑自力不能成就者、當知有最勝最妙之法門、即專心一志、念「南無阿彌陀佛」六字名號、發願往生西方極樂世界是也。若修持不怠、則臨命終時、必見彼佛前來接引、決定得生。此法是依仗佛力、極易下手、惟在信之篤·願之切·行之力、所謂信願行三者、不可缺一也。

問、念佛與止觀何關。答、各種修持法門、無非為對治妄念而設。吾人之妄念、剎那剎那、自甲至乙·至丁·至丙等等攀緣不已。念佛則可使此粗亂妄念、專攀緣在此「南無阿彌陀佛」六字名號之上、收束無數之妄念、歸於一念、念念之精熟、妄念自能脫落。是即修止。又念佛時、可心想阿彌陀佛、現在我前、無量光明、無量莊嚴。應知衆生之所以不得見佛者、蓋由無明遮蔽故也。今若能專心念佛、久久觀想、則我與佛、互相爲緣。現在當來必得見佛。此即修觀也。

此法修持最易、無論何時何地、均可行之。又一字不識之愚人、讀書萬卷之智者、若行此法、其成功相等。惟吾人爲習見所囿、最難生信、故以信爲最要。往往有才智之人、信心不及愚人之堅、一則無成、一則有成者。故佛門中惟在能深信力行、世間聰明才智、至此幾無所用之也。欲知其詳、應讀淨土諸經論。無量壽經、觀無量壽經、阿彌陀經、往生論、乃淨土宗之要典也。

第三章 善根發現

第一節 息道善根發現

吾人若依前法、善修止觀。於靜坐中、身心調和、妄念止息、自覺身心漸漸入定、湛然空寂、於此定中、忽然不見我身我心。如是經歷一次數次、乃至經旬經月經年、將息得所、定心不退。即於定中、忽覺身心運動、有動癢·冷煖·輕重·澀滑等八種感觸、次第而起、此時身心安定、虛微快樂、不可爲喻。又或在定中、忽覺鼻息出入長短、徧身毛孔、悉皆虛疏、心地開明、能見身內各物、猶如開倉窺見穀米麻豆、心大驚異、寂靜安快。是爲息道善根發現之相。

第二節　不淨觀善根發現

若於定中、忽見男女死屍、膖脹爛壞、膿血流出。又或見身內不淨、汚穢狼藉、自身白骨、從頭至足、節節相拄。其心驚悟、自傷往昔昏迷、厭離貪欲、定心安穩。又或於定中、見自身他身、以及飛禽·走獸·衣服·飲食·山林樹木·國土世界·悉皆不淨。此觀發時、能破一切貪著之心。是爲不淨觀善根發現之相。

第三節　慈悲觀善根發現

若於定中、忽發慈悲、念及衆生。內心愉悅、不可言喻。或覺我所親愛之人、皆得安樂。對於疏遠之人·以及怨憎之人、推至世界一切萬物、亦復如是。從定起後、心中常保持一種和樂之象、隨所見人、顏色柔和。是爲慈悲觀善根發現之相。

第四節　因緣觀善根發現

若於定中、忽然生覺悟之心、推尋過去現在未來三世、初不見我與人之分別。又覺此心一念起時、亦必仗因託緣、了無確實之自性。即能破除執著之邪見、與正定相應。智慧開發、猶如湧泉、身口清淨、得未曾有。是爲因緣觀善根發現之相。

第五節　念佛善根發現

若於定中、身心空寂、忽然憶念諸佛、功德巍巍、不可思議、其身有無量光明、其心有無邊智慧、神通變化、無礙說法、普度一切衆生。作是念時、即生十分敬愛。身心快樂、清淨安穩。或於定中、見佛身相、或聞佛說法、如是等妙善境界、種種不一。是爲念佛善根發相。

以上五種善根發現、各隨其所修止觀、發現一種或數種、並非同時俱發。又切不可有意求之、若有意尋求、非徒無益、且恐著魔。又於善根發現時、須知本性空寂、不可執著、以爲實有。惟宜仍用止觀方法、加功進修、令之增長可已。

第四章　覺知魔事

學靜坐之人、若心地不淸淨、往往發生魔事。須知魔事實由心生、一心不亂、卽魔不能擾。魔事甚多、今略舉大概、使學者得以覺知、不致惑亂耳。一可怖魔事、如現惡神猛獸之形、令人恐懼、不得安定。二可愛魔事、如現美麗男女之形、令人貪著、頓失定心。三平常魔事、則現不惡不美等平常境界、亦足以動亂人心、令失禪定。吾人於靜坐之中、既覺知有魔、卽當設法卻之、仍不外止觀二法。凡見魔境、當知悉是虛妄、不憂不懼、不取不著、惟安住正念、絲毫不動、魔境即滅、是修止卻魔法。若修止卻魔而魔仍不去、即當返觀吾心、亦是念念虛妄、了無處所、既無能見之心、安有所見之魔、如是觀察、自當消滅。若修止修觀、而魔終遲遲不去、更有最便之法、即默誦佛號、提起正念、邪不勝正、自然謝滅矣。又須切記魔境不滅時、不必生憂、魔境滅時、亦勿生喜、心不爲動、決無害也。

於此更有一言須告讀者、即余自十七歲、始學靜坐、至今已三十餘年、其間未嘗一遇魔事。從余學靜坐者則間有之。有某君者、習之數年、頗有成效、忽一夕、於靜中突見許多裸體女子、圍而鼓噪之。某君大驚、急攝其心、不爲所動而魔不退、乃大駭異。

遑急之間、默誦南無阿彌陀佛、魔境遂立時消滅。某君尙未篤信佛教、臨時應用、已有大效、故知此爲卻魔之妙法也。

第五章　治病

止觀方法、以超脫生死爲最後目的、其功用原不在治病、治病、乃其餘事也。吾人安心修持、病患自然減少、然或因身體本有舊病、偶然重發、或因不能善調身心息三者、致生病患、皆是恆有之事。故宜了知治病方法、方法不出二種。

一察知病源。凡病自肢體發者爲外病、自臟腑發者爲內病、然無論外病內病、皆由血脈不調而起。治病之法、首在使血脈調和。又吾人之心力、影響於身體極大、故病患雖現於身體、實際皆由心生。故察知病源所在、仍從內心治之、其收效乃較藥石爲靈。又病之發生、必有潛伏期、常人當自覺有病時、其病之潛伏於體內者、爲時已久、苦於不能覺察耳。若能治心者、則察知病源、必較常人爲早、故可治病於未發之時。

二對治疾病。靜坐中內心治病法、亦有多種、然仍不出止觀二者。先言用止治病法。其最普通者、即將心意凝集於臍下小腹、止心於此、牢守勿失、經時既久、百病可治。其理即是心意凝集於此處、血液即隨之凝集於此處、凝集之力愈充、則運行之力亦強、運行力強、血液之阻滯可祛、血液無阻滯、則百病之根本拔除矣。其餘方法尙多。如察知病在何處、即將心意凝集於病處、止而勿失、默想病患必除、亦能治病。又如常常凝集心意、止於足底、不論行住坐臥、皆作此想、即能治病。此其理由乃係一切病患、皆由氣血上逆所致、今止心足底、則氣血下降、身心自然調和而病瘳矣。又如了知世間一切皆空、毫無所有、即種種病患、亦是虛誑現象、心不取著、寂然止住、亦能治百病、此爲最上乘之用止治病法。維摩經云「何爲病、所謂攀緣、云何斷攀緣、謂心無所得」此之謂也。次言用觀治病法。其最普通者、爲觀想運心、以六種氣治病是也。云何六種氣、一吹、二呼、三嘻、四呵、五噓、六呬。假如腎臟有病、則於靜坐開始、觀想腎臟、口中微念吹字以治之、每次或七徧·或十徧·或數十徧、均隨各人之便。如脾胃有病、則觀想脾胃、口中微唸呼字以治之。如臟腑有壅滯之病、則觀想臟腑、口中微唸嘻字以治之。如心臟有病、則觀想心臟、口中微唸呵字以治之。如肝臟有病、則觀想肝臟、口中微唸噓字以治之。如肺臟有病、則觀想肺臟、口中微念呬字以治之。此六種氣治病、或因病擇用其一、或無病者兼用其六、均無不可。余則每於入坐時、每字各唸七徧、如唸呵字時、確與心臟有感覺、唸呼字時、確與脾胃有感覺、餘字亦然、學者試行之便知。

又有於呼吸出入時、心中觀想、運作十二種息以治衆病者、此則純屬心理治病之法。何謂十二息、一上息、二下息、三滿息、四焦息、五增長息、六滅壞息、七煖息、八冷息、九衝息、十持息、十一和息、十二補息。此十二息、皆從觀想心生。如身體患滯重之病、則呼吸時、心想此息、輕而上升、是爲上息。如身體患虛弱之病、則呼吸時、心想此息、深而下降、是爲下息。如身體患枯瘠之病、則呼吸時、心想此息、充滿全身、是爲滿息。如身體患臃腫之病、則呼吸時、心想此息、焦灼其體、是爲焦息。如身體患羸損者、則呼吸時、心想此息、可以增長氣血、是爲增長息。如身體患肥滿者、則呼吸時、心想此息、可以滅壞機體、是爲滅壞息。如身體患冷、則心想此息出入時、身中火熾、是爲煖息。如身體患熱、則心想此息出入時、身中冰冷、是爲冷息。如內臟有壅塞不通時、則心想此息之力、能衝過之、是爲衝息。如肢體有戰慄不寧時、則心想此息之力、能鎭定之、是爲持息。如身體不調和時、則心想此息、出入綿綿、可以調和之、是爲和息。如氣血衰敗時、則心想此息、善於攝養、可以滋補之、是爲補息。以上十二息治病、蓋利用一種假想觀念、以心意之力、漸漸影響於身體、久久行之、自然有效耳。至於最上乘用觀治病法、但須返觀吾身吾心、本來是虛妄不實。求身求心、既不可得、更何有於病、故疾病爲虛誑中之虛誑現象。如此觀察、衆病自瘳矣。

第六章　證果

修習止觀、其最大目的、既爲超出生死大海、苟積修習之功、必得所證之果、種瓜得瓜、種豆得豆、理固然也。然因心量之廣狹不同、其證果乃有小乘大乘之別。如修體眞止者、了知我身及一切事物、皆虛假不實、悉歸空寂、如是作觀、名從假入空觀。此觀既成、斷除煩惱、證得寂滅、超出生死、不再投生、是爲聲聞果。又如修體眞止者、了知我身及一切事物、皆是仗因託緣、而有虛妄生滅、實則非生非滅、如是亦作從假入空觀。此觀既成、深悟世間一切無常變壞、亦皆如是、朗然覺悟、證得寂滅、超出生死、不再投生、是爲緣覺果。以上二果、皆屬小乘。所以稱小乘者、因其祇知自度、不能度人、心量較狹也。若夫大乘、則知吾人與衆生、實爲平等、應發大慈悲心、不應不度衆生、而自取寂滅、於是應修從空入假觀。諦觀心性雖空、而善惡業報、不失不壞。衆生不悟、乃種種顛倒、造作諸業、枉受無量苦惱。我應自度度人、隨衆生根性之不同、爲之說法、是名方便隨緣止。住此觀中、雖終日度衆生、而不見衆生可度、平等平等、其心無量、是爲菩薩果。然以上所云空假二觀、空是一邊、假是一邊、猶落於二邊。菩薩再進一步功夫、則應息此二邊、契乎中道。了知心性雖空而有、雖有而空、雖空而有、不是頑空、雖有而空、不是實有、非空非假、二邊之見遂息、是爲息二邊分別止。如是觀照、通達中道、名爲中道正觀。住此觀中、了見佛性、自然入一切智海、行如來行、入如來室、著如來衣、坐如來座、獲得六根淸淨、入佛境界、是爲佛果。方今末世衆生、根器淺薄、修小乘得果者、亦絕不一見矣、況修大乘者乎。故有志修行者、多用禪淨雙修之法。止觀、卽禪門之一法、此法全憑自力、了徹本性、如泅水者逆流而上、直窮生死大海、初非易易、故卽身證果者少。淨、卽淨土、此法則依仗阿彌陀佛之力、如得渡船、橫斷生死流、自易達於彼岸。然須信願行三者、不可缺一、方得有效。信者、深信淨土、毫無疑慮、願者、發願我於臨命終時、往生阿彌陀佛極樂國土、行者、念佛功夫、力行不怠、功夫積久、自然於命終之時、一心不亂、可以見佛往生。此則余所目見耳聞者、事實甚多、決非虛語、故余主張禪淨

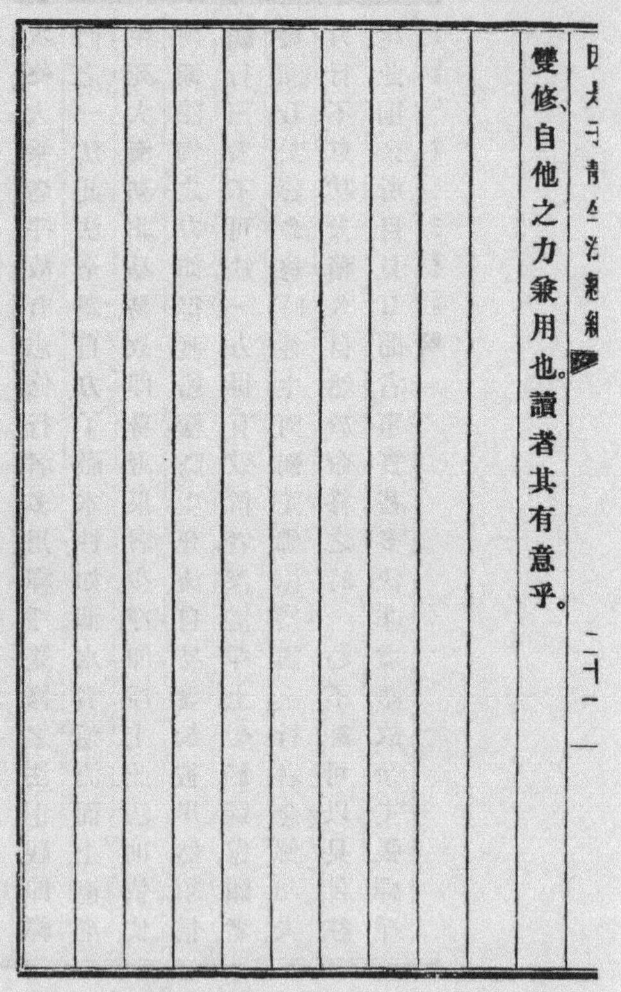

因是子靜坐法續編

雙修、自他之力兼用也。讀者其有意乎。

二十一

佛學大要

蔣維喬

我佛世尊以一大事因緣、出現於世。所謂大事因緣者何、卽吾人之生死問題是也。試想人生於世、雖壽有修短、總不過數十寒暑。庸碌者虛度一生、卽傑出者能作一番事業、盡世間之責任、然若問吾人究竟歸宿應如何、人生最後之大目的應何在。鮮有不猛然警醒、而未易置答者。孔子云、未知生、焉知死。蓋孔子但言世間法、故對此問題、存而不論。佛則於世間法外、特重出世間法。目覩衆生生死輪迴之苦、以身作則、舍王太子位、而入雪山修苦行六年、遂成正覺。說法四十九年、慈悲度衆。無非教人超出生死大海、免墮輪迴。此佛教之所由來也。

欲勘破生死關頭、當先知吾人所以流轉生死之根本。此根本惟何。在佛家稱之曰阿黎耶識。照心理學上之三分法、分人心之作用爲知情意。於意識之外、未能再加推勘、有所深入。無他。凡夫知識之界限、祇到此爲止也。佛家則返觀自心、於意識之外、尚窺見幾種心識。乃分人心爲八識。以眼耳鼻舌身爲前五識。以意爲第六識。此外有第七識、譯名末那、猶言執我也。第八識譯名阿黎耶、猶言含藏也。推勘至此、始知吾人生死之根本、卽在阿黎耶識。

阿黎耶識何以能爲生死根本。蓋此識乃是眞心與妄心和合之識也。此眞心非指吾人肉團之心而言、乃吾人之淨心是也。因其尚與妄心和合、故名之爲阿黎耶識。此識中含有不生不滅及生滅二義、所謂眞妄和合者也。不生不滅是覺。生滅卽是不覺。我輩凡夫祇是妄心用事、念念相續、攀緣不已。無始以來、就是不覺。故顛倒於生死海中、莫能自拔。然妄心眞心本爲一體、並非二物。眞心譬如海水。妄心譬如波浪。海水本來平靜、因風鼓動、遂成波浪。此波浪卽是海水鼓動所成、非另爲一物。猶之妄心因眞心妄動而成也。我輩凡夫病在迷眞逐妄。佛家教人修行、方法雖多、總是教人從對治妄念下手。一言蔽之、卽背妄歸眞而已。

然則吾人妄心之生滅形狀若何。大乘起信論中、曾言其生起之相、細者有三、麤者有六。何謂三細相。一曰無明業相。蓋言眞心不動、則是光明。一經妄動、卽生諸苦。猶如明鏡爲黑暗所蔽、故名無明。二曰能見相。眞心不動時、無所謂見。一經妄動、便生妄見。是謂能見相。三曰境界相。吾人軀殼及周圍環境以及大地山河、皆爲境界。以有能見之妄見、遂呈此妄現之境界。實則一切無非幻象。惜吾人夢夢不能覺察耳。此三種細相同時而現、極其細微、不易窺見。而皆由無明所起。所謂無明爲因生三細也。何謂六麤。一曰智相。既有境界妄現、我們即從而有認識。認識以後、即起分別。遇順境則愛。遇逆境則不愛。皆所謂智也。二曰相續相。因有愛與不愛之念、存於心中。愛則生樂。不愛則生苦。念念相續、無有窮時。以上二相、雖有順逆苦樂、尚未在作善作惡地步也。三曰執取相。既有苦樂、即有執著。或困於苦境而不能脫離。或耽於樂境而不肯放捨。皆執取也。四曰計名字相。因有執取之境、心中必安立名言、計度分別。前者執取、尚似實際苦樂之境。至於計名字、則並無實境、惟是心中計度。而作善作惡、乃將見於行爲矣。五曰起業相。因計度名字必尋名取得實境、遂不免造出種種善惡之業。六曰業繫苦相。既造業必受報。善業善報。惡業惡報。要皆足以束縛吾人、使不得自在。不自在即苦也。試思在世爲人孰有不爲業所繫者乎。此六麤皆由境界而起、所謂境界爲緣、長六麤也。

吾人無論爲善爲惡、皆是爲業所繫。此猶疾病之在身也。佛爲醫王。佛法即醫藥。藥方雖種種不同、而其能治病則一。治病下手之始、最要就是對治妄念。治妄念首在破執。執有二。一曰我執。吾人自母胎降生後、別種智識、全未發達、而我字之一念必先來。如生而即知求食、以維持吾之生命是也。下等動物、如遇宰割、亦知叫喚、卽恐喪失其生命也。須知我執爲一切罪惡之源。蓋有我則不知有人。人我分別之見愈深、必見於行爲而成罪惡也。然刻實論之、我之實在、乃了不可得。善哉圓覺經云、「一切衆生從無始來、種種顚倒。妄認四大爲自身相。六塵緣影爲自心相。」何謂四大。卽地水火風。吾身之骨肉性堅者屬地。身中水分性溼者屬水。身中溫度性煖者屬火。身中氣分性動者屬風。六塵者、謂眼耳鼻舌身意之六根、所對之色聲香味觸法之六塵也。經意謂我身是幻、不過四大之虛妄和合而成。此以今之科學證之、亦悉符合。如生理學謂吾人之身、不過十餘箇原質化合而成。其中舊細胞分裂而變爲廢物、新細胞卽發生以補充之。時時代謝、剎那變遷、曾不稍停。七年之間、全身必悉已更換。不過吾人自己不察耳。然吾人年歲日長、面貌必較幼時不同、此即明證。既吾身全部時時在暗中遷變。然則究將執著吾身之何部以爲我乎。昔人指心臟爲心。今之生理學、證明心臟爲發血器、而以腦爲知覺之府。實則所謂心者、即六塵留在腦中之影子。經云、六塵緣影爲心。語至精。義至當。此緣影即妄念。妄念時時相續、前念既滅、後念復生、亦剎那不停。吾人果將執著前念以爲心乎、抑執著後念以爲心乎。皆不可能者也。既知此身心是幻、又何苦不能捨去我見耶。二曰法執。法執者、凡夫所執及邪師所說之法、分別計度、執爲實法。不免墮入邪見、於學佛即有障礙。故非先破我執法執、決不能背妄歸眞、超出生死大海也。

佛法有小乘大乘、自漢時入中國後、盛於晉代六朝隋唐、至今不衰。論其派別、共有十宗。一成實宗。姚秦時鳩摩羅什、譯成實論。此宗遂傳於中國。六代時最盛。後漸式微。二俱舍宗。陳眞諦譯俱舍論佚失不傳。唐玄奘重譯三十卷、盛行於世。遂立爲宗。五代以後漸衰。以上二宗、俱屬小乘。三禪宗。此宗傳佛心印、不立文字。達摩尊者在梁朝時泛海至廣州、後入嵩山少林寺面壁九年、爲此宗東土初祖。至今尚盛行於各大叢林。四律宗。律宗專講戒律。戒律以不殺不盜不淫不妄語不飲酒爲根本。推之沙彌有十戒、比丘僧有二百五十戒、比丘尼有三百五十戒。皆所以持束身心、學者不可不知也。五天台宗。北齊慧文禪師建立此宗。傳至第三世智者大師而極盛。以法華經爲主。其修持則有止觀法。今浙江之天台山、智者大師遺跡甚多、宗風猶振。六賢首宗。此宗以華嚴經爲主。東晉時初譯於揚州。杜順大師闡發此經奧義。第二傳至賢首國師、作華嚴探玄記。華嚴法門由此大行。七法相宗。唐玄奘法師遊西域、學瑜伽法門、歸傳此宗。以解深密·楞伽·密嚴等經及瑜伽師地論·成唯識論爲主。而成唯識論乃採擷西竺十家之精華而遣成者、爲研究相宗所必讀之書也。八三論宗。以中論·百論·十二門論爲主。論空有雙超契悟中道之理。姚秦時鳩摩羅什來茲土爲譯經師、遂弘此宗。九密宗。唐時有中印度人善無畏者、至長安傳此宗。以大日經爲主。以持呪等三密爲修持。及明代、以末世人情澆薄、傳授恐滋流弊、遂下令禁止。密宗因以不傳。今日本猶流行不衰。

蒙藏之喇嘛教、亦密宗之支流也。十淨土宗。此宗以無量壽經·阿彌陀經·觀無量壽經·往生論爲主。晉慧遠禪師結蓮社於江西之廬山、倡導淨土法門。名流之入社者、有百二十三人。至今此法門日益興盛。卽各大叢林素修禪宗者、亦無不兼用念佛功夫。以其法極簡要、極宏大。而於我們居士之有俗務者、隨時隨地、皆可修持、尤爲相宜。以上自禪宗至淨土、皆屬大乘。

各宗派別雖不同。而其教人背妄歸眞之修行旨趣、則皆共赴一的。如入城然、或由東門入、或由西門入、或由南門入、或由北門入。所取之徑路不同、而其到達於城則一也。各宗修持之方法、大致可歸爲二類。一曰理觀。卽小乘之修觀行、禪宗之坐禪參禪、天台宗之止觀、賢首宗之法界觀、法相宗之唯識觀、淨土宗之十六觀、密宗之阿字觀等皆是。二曰事修。事修者、因吾人之妄念、無非從身口意三業而起。若三業並用時、則妄念即無由而生。試就目前之事、取一以證明之。如吾人看書·或聽講時、雖一心專注。而有時尚忽萌雜念。此何故。因看書聽講、僅用意業也。若寫字之時、則雜念即絕少。此吾人日常經驗所知者。何以故。蓋寫字時、兼用身意二業也。若三業並用、則妄念不必除而自除矣。故各宗教人事修、身拜佛、手念珠、即用身業。念經念佛、即用口業。一心對經對佛、即用意業。其妙處在此。而其歸著、無非爲對治妄念、使人背妄歸眞、超出生死而已。若夫愚夫愚婦之念佛拜佛、一心想求來世福報、雖亦足爲將來得度遠因。然非佛教之本旨也。

大抵學界中人、於淨土法門、最難取信。余在曩昔之時、亦犯此病。雖喜看佛經。以爲祇須當作哲學研究可耳。其實學佛、重在修持。不修持、於我之身心、了無益處。所謂說食不能飽也。余向看佛經、亦自以爲明白。及到京師、頗得見一二善知識、前往請教。接談之下、爽然若失。始知從前所看之經、全然未能了解。其病根即在不修持、未能於自己身心上、切實體驗之故。因虛心請益、則知治佛經如儒家之治經學。必先通小學、再窮經義、方有著落。佛經中名相、若求通曉。必須略窺法相宗。然後看經、庶易於領會。相宗以相宗八要解爲入門之書。先通曉之、方可閱本宗經論。余於近來又稍稍研究三論。始於佛經所言之理性、澈底明白。方知古來學佛者、或從三論宗入・或從相宗入・確是一定之門徑。楊仁山先生有言曰『相非性不融。性非相不顯。』蓋相宗則言相之極致、三論宗則言性之極致。若於二宗融會貫通。其於佛典、可以頭頭是道。至余近年來之修持功夫、則以淨土爲主、以止觀爲輔。將終身行之無敢或懈矣。

今之人輒詆學佛爲厭世、爲消極。此實全未了解釋迦牟尼佛慈悲濟世之義。夫釋迦說法四十九年、未嘗與社會隔離。何得爲之厭世。其捨身度人之宏願、無量無邊。何得爲之消極。特恐今人之不善學耳。又今之學佛者、未得佛經中精義、以經中有言及鬼神、輒喜學習扶乩等事、以卜休咎。其實扶乩爲神鬼所憑依、或本人潛伏心理之作用、非大菩薩應化常事、亦非佛法中所固有。情識用事。妨礙正念。今人不察、靡然從之。智者亦不能免爲、殊可惜也。

因是子静坐法续篇 寿世养生

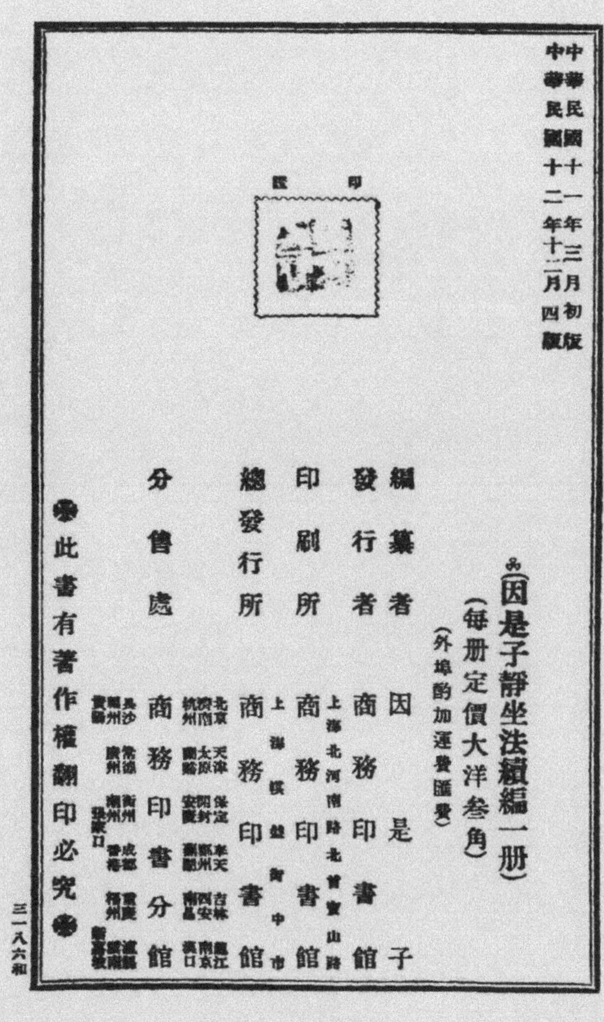

中華民國十一年三月初版
中華民國十二年十二月四版

印證

（因是子靜坐法續編一册）
（每册定價大洋叁角）
（外埠酌加運費匯費）

編纂者 因是子
發行者 商務印書館
印刷所 商務印書館 上海北河南路北首寶山路
總發行所 商務印書館 上海棋盤街中市
分售處 商務印書館 北京 濟南 杭州 天津 太原 蘭谿 保定 開封 安慶 奉天 西安 蕪湖 吉林 南京 南昌 龍江 漢口 長沙 潮州 貴陽 常德 廣州 衡州 梧州 張家口 成都 香港 重慶 福州 瀘縣 雲南 新嘉坡

三一八六和

因是子静坐衛生實驗談

蔣維喬　著

中醫書局　一九五五年九月第一版第二次印刷

因是子靜坐衛生實驗譚

一名中國醫療預防灋

蔣維喬著

因是子靜坐衛生實驗談

一名中國醫療預防法

蔣維喬著　張贊臣校

內容提要

本書爲作者之親身實驗，書中說明靜坐爲我國固有醫療預防方法，且暗合先進的巴甫洛夫學說，效果十分偉大，值得發揚。全書計分九章，理論實踐，無不賅括，方式簡便，人人可學，爲防病延年之妙訣。

因是子靜坐衛生實驗談

開本：762×1067 1/32 印張：2 頁數：32 字數：24千（附圖2）

著作者 武進 蔣維喬
校訂者 武進 張贊臣
出版者 中醫書局
上海山東中路二六號
經售者 上海圖書發行公司
上海山東中路一二八號
印刷者 利明印刷所

1954年12月第1版—第1次印刷
1955年9月第1版—第2次印刷
定價：四角

製版：洪興 裝訂：春申記 印數：2,001—4,000册

原稿縮影

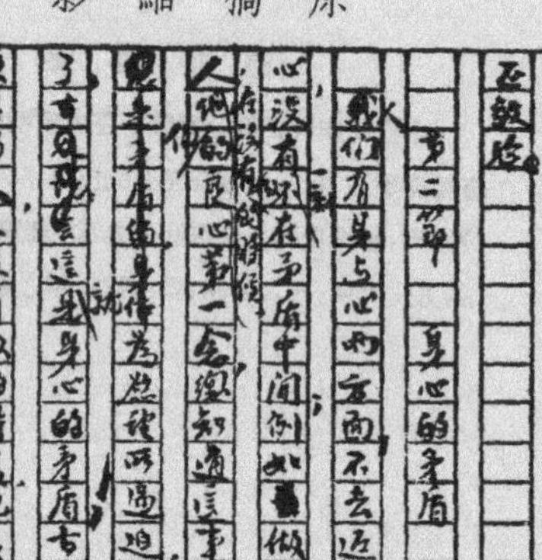
正呼吸。

第三節　身心的矛盾

我們有身與心兩方面，不去述者也罷了，若一述看，那麼身與心，沒有不在矛盾中間，例如我做一件事情，事不論是好是壞，人，他的良心第一念總知道這事是不應該做的，然身體與良心衝突，矛盾內身體偏為慾望所逼迫，就出做了，做後追悔也來不及了，古來說：這是身心的矛盾，古人說天理與人欲交戰，若是比較好的人，直接看做的時候把良心去制止人欲，就是良心戰勝人欲，也就是矛盾的調和，這矛盾不但從那身心的呢，因為宇宙間的事事物物，沒有一件不是相對的，既是相對，就兩兩相反著

張序

靜坐這一門學問，是亞洲民族所特有的含有高度預防意義的健身法，由於推廣於道家和禪門，所有一般論述也往往披上了宗教色彩，使人難以探得它的眞髓。

一般談靜坐的往往談到「胎息經」，但此書內容簡略，初學者始終無法體會。此外叢書中對這一類的書雖常有收錄，如「脈望」和「至游子」等等，然流傳很少，而且正如本書編者所說，無非是「坎離丹汞」等理論，使人墮入五里霧中，難以自拔。這是靜坐法不能很好發展的最大原因。現在由於人民政府正確對待祖國文化遺產的號召，靜坐法的實際價值已被人重新注意起來，在刊物上曾有專門討論這一問題以及實踐報導的文字發表，這是值得我們重視的。雖然靜坐法的理論基礎到今天還沒有得到更科學的說明，但它的實際效用是無可否認的，祗要它與人民保健有益，我們今後就必須予以

·2·

推廣。

我國用通俗筆法來討論靜坐法的書，自然首推鄉前輩蔣竹莊先生早年所編寫的「因是子靜坐法」一書，因爲他的書已擺脫了道家的玄學色彩，所以十分受人歡迎。目前我們敬愛的靜坐前輩蔣先生又出其數十年的經驗而寫成此書，理論的修正和內容的充實，當然遠出前書之上。紙貴洛陽，可以預卜。

我對靜坐的意義，以前雖在先師謝利恆先生處聽到一些，因爲我不是實行家，沒有什麼體會，所以也寫不出什麼話。不過我從蔣先生的老當益壯、精神矍鑠的表現中看去，無疑地，這就是長期靜坐的偉大成效。我看到先生手寫的本書原稿，竟不像一個八十多歲老人的手跡，使我欣羨、欽慕，因此對靜坐的信心也就無比的高漲起來，懊悔自己不曾去學習。

究竟靜坐是怎麼一回事，有那些成就，讀者可在本書中獲得明確的解答，不必我再來辭費。我想提出來和讀者討論的却有下列幾點：

第一、研究靜坐，我們必須提高到巴甫洛夫學說的理論基礎上來理解，它不外乎使大腦在一定程度的休息情況下以調節內在和外在的矛盾。

第二、本法的實行並不限於坐式，古時也有人採用「臥法」的，這在刊物上已有人提到。我曾聽說有人因不慣於坐式而不敢嘗試，或者恐怕不用坐式便收不到預期的效果，其實這些顧慮都是不必要的。

第三、有些人對靜坐的效果不肯相信，正因爲作用的顯現也因各人的神經類型而有遲速之異，而且必須親身實踐才能體會，這也是影響本法不易發展的因素。我們必須相信本書中所說的都是老實話，這樣就會把無謂的疑慮全盤取消，學習的障礙也可隨之而消除。

第四、本書雖沒有道家理論滲入，但作者在某些地方卻引用了佛門的例證，我在這裏要鄭重指出：蔣老前輩對於佛學固然極有修養，但他的目的只在貫徹「定功」，決不是在談「宗教」，請勿誤解。雖然作者在書中也已提到，我特地在這裏再重複一句，以免人們發生「闢道仍入於釋」的歪曲想法。

今因校讎本書之便，特把我個人對靜坐法的感想和一些不成熟的意見附帶寫出，希望作者和讀者賜以批評、指教！

張贊臣 一九五四年十一月六日

因是子靜坐衛生實驗談目錄

因是子靜坐衛生實驗談（一名中國醫療預防法）

武進蔣維喬著　　後學張贊臣校

第一章　緒言

寫這書的本意，是有鑒於我國上古一直傳到如今的醫療預防法極有價值，不過遺下來的書籍，滿紙是陰陽五行、坎離鉛汞等代名詞，叫學者沒有方法去了解，理論又涉於神祕，所以不能廣泛流傳。我本想寫一冊明白曉暢的書，公諸當世，然沒有功夫，擱置多年。到一九一四年（我那時四十二歲）看見日本流行的「岡田式靜坐法」，他說這是他發明的，我乃不能再自遲回，於是寫了一册「因是子靜坐法」公世。靜坐兩字，我國人老早用過，宋朝理學家，多用靜坐功夫；明朝袁了凡有「靜坐要訣」一書行於世，實在與「禪定」的意味相同。不過靜坐這兩個字很爲響亮，通俗易解，我也就取用這個名詞。人們本有四種威儀：叫行、住、坐、臥，惟有坐的時候，全身安定，最容易下手，所以不論道家、佛家，都採用趺坐的方法；平臥時候，也可做這工夫。工夫到極其純熟，走路時，停住時，也能够動中取靜，心不外馳，那是不容易的。我的原書出版以後，銷路極廣，大約到一九一八年（我那時四十六歲），我又採取佛教天台宗的止觀法，撰成「靜坐法續編」一公世。兩書不脛而馳，重版數十次，到如今又經過三十六年（我現年八十二歲），積了不少經驗，證實了「奇經八脈」的通路，可以供醫療預防的參考。這書從原理、方法、經驗三方面加以說明，但比前兩書豐富得多。

第二章　靜坐的原理

第一節　靜字的意義

地球一刻不息在那裏轉動，我們人類在地球上面，比螞蟻還比小得多，跟著地球去動，自己一點不知道；但自己無時無刻也在自由行動，即使睡眠時，心臟的跳動，也絕不能停止。這樣說來，宇宙間都是一種動力，那裏有靜的時候，所以靜與動，不過相對的名稱。我們自己身心有動作，與地球的動力相反，這就叫做動；我們自己沒有動作，與地球的動力適應，這就叫做靜。

人們在勞動以後，必須加以休息。譬如廠中勞動的工人，勞動多少時間，必有休息時間；在學校勞動腦力的教師，教學五十分鐘，也必休息十分鐘，這休息就是靜。不過這種的靜，不是身心一致的，有時身體雖然休息，心中恰在胡思亂想，所以不能收到靜字的眞正效驗。

第二節　身心的矛盾

人們有身與心兩方面，不去返省，也就罷了，若一返省，那麼身與心，沒有一刻不在矛盾中間。例如做一件壞事，不論是好人，是壞人，在沒有做的時候，他們的良心第一念，總知道這事是不應該做的；然身體不服從，良心爲慾望所逼迫，就去做了，做後追悔，也來不及了，這就是身心的矛盾。古人說「天理與人欲交戰」。若是比較好的人，在沒有做的時做，把良心去制止人欲，就是良心戰勝人欲，也就是矛盾的調和。這矛盾究竟從那兒來的呢？因爲宇宙間的事事物物，沒有一件不是相對的，既然相對，就必定相反，舉眼望空間，就有東西、南北、大小、高低、長短、方圓等等，再看時間，就有古今、去來、晝夜、寒暑等等，再看人事，就有苦樂、喜怒、愛憎、是非、善惡、邪正等等。可見我們所處的內外環境，一舉一動，沒有一處不是相對的，也就沒有一件不是矛盾的；矛盾既是對待而有，也就能相反而成。所以素有修養的人，身心淸靜，沒有一點私意夾在裏面，碰到矛盾，就能够憑良心的指導，去把它調和，這是靜坐最初步的效驗。

第三章　靜坐與生理的關係

第一節　神經

靜坐能影響全部生理，外而五官四肢，內而五臟六腑，殆沒有一處沒有關係；然這裏不是講生理學，未便一一列舉，祇可就極有關係的神經、血液、呼吸、新陳代謝四種來說說：

向來我們總是把身與心看作兩樣的東西。自從蘇聯大生理學家巴甫洛夫發明大腦皮層統轄全身內在與外在環境的平衡而起種種反射作用，因外在環境的改變，刺激了感受器，又能影響大腦皮層的活動，因此人類精神與肉體更不是兩樣的，而是一個有秩序的現象，是統一的、不能分離的。

反射有無條件反射及條件反射兩種方式：「無條件反射」是先天性的，不學而能的，比較簡單的。例如物體接近眼睛的時候，眼瞼一定作急閉的反應，鼻孔受刺激引起打噴嚏，喉頭受刺激要咳嗽或嘔吐，手碰到熱湯一定要回縮，這都是無條件反射。

無條件反射決不夠應付生活上千變萬化的環境，但積聚許多無條件反射，由大腦皮層作用，就能前後聯系起來成爲「條件反射」。例如梅子味酸，吃了口中流涎，是無條件反射；後來看見梅子，不必入口，就能望梅止渴，這是「條件反射」。這樣我們對內外一切事物的反應範圍，就十分擴大了。

我們的思想日益發展，又有語言文字的第二信號，去代替實際事物的第一信號的刺激，這樣條件反射就可達到沒有止境的廣大範圍了。反射具有兩種作用：就是「抑制」或「興奮」作用，神經受刺激，大腦命令全身或局部發生興奮；興奮到相當程度，又能發生抑制作用。

那麼靜坐與神經有什麼關係呢？大腦反射，在我們習慣上說起來，就是妄念，妄念一生一滅，沒有停止的時候，容易擾亂，非但叫心裏不能安靜，並且影響到身體。例如做一件祕密事體，偶然爲人揭穿，必然面紅耳赤；又如碰到意外驚恐，顏面必現青白色，這就是情緒影響到血管，蓋慚愧時動脈管必舒張，驚恐時靜脈管必舒張的緣故。又如愉快時則食慾容易增進，悲哀時雖見食物也吃不進，這是情緒影響胃腸機能的緣故。這種例子很多，所以我們必須叫精神寧靜，反射作用正常，使植物性神經系統兩種功能對抗的平衡，庶幾身心容易達到一致。然妄念實是最難控制的，惟有從靜坐下手，反覆練習，久而久之，可以統一全體，聽我指揮。古人說：「天君泰然，百體從令」，就是此意，可見靜坐與神經的關係是非常密切的。

第二節　血　液

血液是人們生活的根源，循環全身，沒有一刻停止。這個循環系統，包括心臟與血管兩大部份：心臟是中心機關，身體各部分的紅色血液（動脈血）都從心臟輸出，同時各部分紫色血液（靜脈血）也都回歸到心臟。血管是輸送血液的管道，輸送血液到身體各部分的叫動脈管，輸送血液回歸心臟的叫靜脈管。這血液循環的工作，在保持全體血流的均衡，叫各部分的活動配合總體的要求而發展，所以循環的工作也隨時跟着全體活動而變異。當身體某一部分活動特別強烈時，這一部分的血液循環特別旺盛，以集中多量血液，如飽食時胃部血液比較的集中，運動後則四肢充血；反之，在活動較少部分，則血液的容積也就較少。這樣在一健康身體的各部分，於一定時間內所得到的血量，既不缺乏，也不過多，方能保持正常的循環工作。

血液所以能够周流全身，繼續不停，固然是靠心臟與血管有舒張及收縮性，但必在一個總的領導之下，方能沒有偏頗的弊病；担負這個領導的就是中樞神經，尤其是大腦皮層。巴甫洛夫說：「從腦脊髓傳至心臟與血管的神經，一爲興奮性，一爲抑制性，前者叫心動加速，血管口徑縮小；後者叫心動變弱變慢，血管口徑弛張，這兩種作用維持着一定的交互關係，使循環系的活動能够得到調節。」

血液循環一有停滯就會生病，所以不論中西醫生診病時，必先指按脈搏。血液停滯，有內在的原因及外來的原因。

、內在的原因：（一）內臟雖統轄於中樞神經，受脊髓神經及植物性神經（交感和副交感神經）的支配，與大腦是間接的，疾病潛伏時期，引起異常反射，血行也不正常；（二）常人全身血量，大半儲於腹部，腹部筋肉柔軟無力，有時不能把血儘量逼出去，以致多所鬱積，使其他各部失調；（三）內臟器官，我們不能隨意直接指揮牠，血液如有遲滯，非但不知不覺，就是知道了，也祇有到疾病發作時請教醫生，自己別無辦法；（四）心臟跳動，對於動脈管的發血，接近而有力；至於靜脈管的血，從頭部四肢迴入心臟時候，距離心臟跳動較遠，力量較弱，比較容易停留在腹部。

外在的原因，是寒暑、感冒、外傷等物理的和化學的刺激，使血液循環失調，更爲顯而易見。

靜坐的工夫，把全身重心安定在小腹。練習日久，小腹筋肉富有彈力，就能逼出局部鬱血，返歸心臟；並且內臟的感覺漸漸靈敏，偶有失調，可以預先知道，因此血液循環十分優良，自然不易生病。這種醫療預防法，比較在疾病發生後再去求治，其功效是不可以比擬的。

第三節　呼吸

呼吸對於人們的生活機能，關係十分重要。人們都知道飲食所以維持生命，不飲不食，就要飢渴以至死亡；殊不知呼吸比飲食更加重要，人們若斷食，可挨到七天尚不至死，倘一旦閉塞口鼻，斷了呼吸，恐怕不到半小時就要死的，這是呼吸比飲食重要的證據。人們要得飲食，必需金錢，要得金錢，必須靠勞動，至於呼吸，可在大氣中隨時取得，不費一些勞力及金錢，所以常人只知飲食的重要，不知呼吸的重要，原因就在這裏。

人體活動所需要的能量與熱量，主要來源是食物的氧化，胃臟好比機器的鍋爐，食物消化好比鍋爐的燃燒。物理學的公例，燃燒必須氧氣，燃燒以後必產生二氧化碳（舊稱炭酸氣），氧化過程所需要的氧氣與產生的二氧化碳，都是來自大氣中，回到空氣中的。這種身體內外氣體交換的過程，總稱爲呼吸。氧氣吸入時係先到肺部，由肺轉到心臟，使靜脈血變爲動脈血，依動脈管的輸運而分布於身體各部，然後脫離血管而入於組織，以供細胞的利用；細胞所產生的是二氧化碳，這氣有毒，必須排除，就循相反的路徑，由靜脈管的輸運回到心臟，由肺達口鼻，向外呼出。氣體出入肺臟，主要依靠胸部肌肉及膈肌（横膈膜）的運動，總稱爲呼吸運動。這運動日夜不停，終生沒有休息（剋實說來，心臟一跳一停，呼吸的一出一入，中間也有極短的休息），所以能够做到這一點，全由於中樞神經的指揮，而達到氣體出入的平衡。

呼吸運動：當吸氣時，空氣從鼻孔經咽喉而至氣管，然後由支氣管及小支氣管而入肺部；當呼氣時，肺泡中的氣仍由原路而出。肺分左右兩部，左肺兩葉，右肺三葉，生理學者估計人肺全部的肺泡數目，爲七·五萬萬，其總面積在七〇平方米左右，約有五五平方米的面積具有呼吸功能。這一面積，比起人們身體表面的總積來，約大三十餘倍，想不到一個小小胸腔內，竟能容納那麼廣大的面積，可見肺的結構之精巧了。

呼吸時氣的出入，雖然也有氮氣及水蒸汽夾雜在內，但無關緊要，主要在吸入氧氣，呼出二氧化碳，使靜脈管中的紫血變成紅血，再輸入動脈管，所以血液循環，全靠呼吸運動來幫助。這種循環，約二十四秒鐘全身一周，一晝夜三千六百周；人們呼吸次數，一晝夜二萬餘次，所吸淸氣，共三百八十餘方尺。每人體中血液，平均以二升五合計算，它所澄淸的血液，有一萬五千餘斤。這種偉大的工作，人們通常竟不能覺知，眞是奇妙。

一呼一吸叫「一息」，人們生命寄託在此，一口氣不來，便要死亡；靜坐功夫，正對這生命本源下手。古往今來，無論衛生家、宗教家，均要練習呼吸，初步入門是這個，練到成功，也離不了這個。

第四節　新陳代謝

新陳代謝是一切有生命的物體所共有的特性，乃是生命活動的基本特徵，也是生物與非生物最重要區別的所在。進化到了人類，新陳代謝更是最基本的生理活動。只是人類的身體結構，已變得極端複雜，新陳代謝所需要的養料與氧氣，都必需經過一套極複雜的過程，方才到達於組織；而組織中的新陳代謝所產生的廢物，也必須經過極複雜的過程，方能輸出於體外。人體排洩的廢物，也不外乎固體、液體、氣體三種：固體、液體，從大小便及皮膚汗孔排出，氣體則由肺部及口鼻排出，而以氣體尤爲重要。上文所舉的血液循環及呼吸，就是完成新陳代謝的輔助活動，而中樞神經系統更是保證新陳代謝作用在各種過程能够順利進行所必需。

新陳代謝過程分爲兩方面：一是組織代謝，包括身體組織的建設與修補及能量原料的儲藏，未成年的人發育沒有完全，建設方面多，已成年的人發育完全，則修補方面多。二是分解代謝，包括組織的分解及能量原料的分解，無論那一種分解，都要產生動能、熱能；熱能產生後，一部分用來維持體溫，多餘的就速迅放散於體外。這樣說來，新陳代謝的過程，它包括兩種相連續而不可分的步驟：一是組織或養料的合成與分解；二是能量的產生與利用及放散。這新陳代謝，使我們全身的細胞，舊的時時刻刻在分解，新的時時刻刻在產生。據生理學者估計，一個人的細胞，不斷的在那裏更換，經歷七個年頭，實際上已經另換了一個身體。我們祇要對鏡看看自己的面孔，青年與幼年不一樣，中年與青年又不一樣，至老年更不一樣，就可證明新陳代謝暗中在更換我們的身體，我們却一點不知道，眞太呆了。

靜坐能使中樞神經寧靜，完全乇的指揮功能，使血液循環優良，呼吸調整，幫助新陳代謝作用，這效力是極大的。

第四章　靜坐的方法

第一節　靜坐前後的調和功夫

甲、調飲食

人身譬如機器，機器轉動必須加油加煤，人身運動就必須飲食。飲食先經過口腔的咀嚼，與唾液混和，再由胃液的消化變爲糜粥狀，轉入小腸，所有各種食物，必須在小腸裏消化完畢，方變成乳狀的養分，入於血液，以供全身的利用，可知飲食與生命有重大關係。然吃的東西若過多，胃腸不能儘量消化、吸收，反要把未消化的餘物排洩於體外，叫胃腸加倍工作，結果必致氣急身滿，靜坐不得安寧；又吃的東西若太少，就有營養不足、身體衰弱的顧慮，也於靜坐不相宜，所以飲食必需調勻。我們的習慣，總喜歡多吃，最不相宜；應該在進食以後，略有飽感，就即停止。古人說：「體欲常勞，食欲常少」，這句話極有意味。又食物不宜過於厚味，能够蔬食更好。凡在吃飽的時候，不宜靜坐，通常要在食後經過兩小時，方可入坐；早晨起來，盥洗以後，但飲開水，空腹入坐，也最適宜。

乙、調睡眠

人們勞力、勞心以後，必須有休息的時間，以回復其體力，睡眠乃是最長久的休息。常人以睡眠八小時爲度，過多就要叫精神困昧，於靜坐極不相宜；過少則體力沒有完全恢復，心境虛恍，也於靜坐不宜。所以睡眠必須有定時，有節制，常常叫神志保持淸明，方才可以入坐。每夕入睡前，可在床上入坐，或者半夜睡醒後，起身入坐；入坐後，如覺得睡眠還不足，就再睡一下也可。總之，睡眠不可過多，也不可過少，方爲合理。

丙、調身

端正身體的姿勢，叫做調身。調身於坐前、坐時、坐後，都要注意。身體的動作，有行、住、坐、臥四種威儀，修靜的人，平常行住進退，必須極其安詳，不可有粗暴舉動，舉動若粗，則氣也隨之而粗，心意輕浮，必定難於入靜，所以在坐前，應預先把它調和，這是坐前調身的方法。到入坐時，或在床上，或在特製的坐櫈上，須要解衣寬帶，從容入坐，先安置兩脚，若用趺坐（雙盤），就把左脚小腿曲加右股上面，令左脚掌略與右股齊，再把右脚小腿牽上，曲加於左股，使兩脚底向上，這時兩股交叉呈三角形，兩膝蓋必緊著於褥，全身筋肉，好像張弓，不致前後左右欹斜，乃是最正確的姿勢。然年齡稍長的人恐學不來，則可改用半趺（單盤），單以左脚小腿曲置右股上，不必再把右脚小腿牽加於左股上面；更有并單盤也不能做到，可把兩小腿向後交叉於兩股的下面也可。次要安置兩手，把右掌的背疊在左掌上面，貼近小腹，輕放在腿上，然後把身體左右搖動七、八次，就端正其身，脊骨勿挺勿曲，頭頸也要端正，令鼻與臍如垂直線相對，不低不昂；開口吐腹中穢氣，吐畢，把舌頭抵上齶，由口鼻徐徐吸入清氣三次至七次，多寡聽人的便，於是閉口，唇齒相着，舌仍舊抵上齶，再輕閉兩眼，正身端坐，兀然不動，坐久若微覺身體或有俯仰斜曲，應隨時輕輕矯正，這是坐時調身的方法。坐畢以後，應開口吐氣十數次，令身中熱氣外散，然後慢慢的搖動身體，再動肩胛及頭頸，再慢慢舒放兩手兩脚；再以兩大指背互相摩擦生熱以後，擦兩眼皮，然後開眼，再擦鼻頭兩側，再以兩手掌相搓令熱，擦兩耳輪，再周徧撫摩頭部以及胸腹、背部、手臂、足腿，至足心而止。坐時血脈流通，身熱發汗，應等待汗乾以後，方可隨意動作，這是坐後調身的方法。

丁、調息

鼻中氣體出入，入名爲吸，出名爲呼，一呼一吸爲一息。靜坐入手最重要功夫，就在調息。呼吸有四種相：（一）喉頭呼吸：普通的人，不知衛生，呼吸短而且淺，僅僅在喉頭出入，不能盡肺葉張縮的量，因此達不到徹底吸氧吐碳的功用，血液循環不能優良；（二）胸式呼吸：這比較前面稍好，氣體出入能够達到胸部，充滿肺葉，體操時的呼吸運動，就做到這地步。然以上兩種仍不能算作調息。（三）腹式呼吸：一呼一吸，氣體能夠達到小腹，在吸氣時，空氣入肺，充滿周徧，肺底舒張，把膈肌壓下，這時胸部空鬆，腹部外凸；又呼氣時，腹部緊縮，膈肌被推而上，緊抵肺部，使肺中濁氣儘量外散，這方是靜坐的調息。學者應該注意，呼吸時絲毫不可用力，要使鼻息出入極輕極細，漸漸深長，自然到達腹部，連自己耳朵也不聞鼻息出入的聲音，方是調相。（四）體呼吸：靜坐功夫，年深月久，呼吸深細，一出一入，自己不覺不知，好像入於無呼吸的狀態，雖然有呼吸器官，若無所用之，而氣息彷彿從全身毛孔出入，到這地步，乃達到調息的極功。學者在平常時候，應該注意鼻息出入，不可粗淺，宜從喉胸而漸達腹部，是爲坐前調息的方法。在入坐時，息不調和，心就不定，所以必使呼吸極緩極輕，長短均勻；也可用數息法，或數出息，或數入息，從第一息數至第十，然後再從第一息數起，若未數至十，心想他事，以至中斷，就再從第一息數起；反覆練習，久久純熟，自然息息調和，這是坐時調息的方法。因調息的緣故，血液流通，周身溫熱，在坐畢時，應該開口吐氣，必待體中溫熱低減，回復平常狀態後，方可隨意動作，這是坐後調息的方法。

戊、調心

人們自有生以來，就是妄念用事，念念生滅不停，所謂意馬心猿，最不容易調伏，靜坐的究竟功夫，就在能否調伏妄心。人們在四項威儀中，未入坐時，除臥以外，就是行與住，應該先對這兩項威儀常常檢點，一言一動，總須把心意放在腔子裏，勿令馳散，久久自然容易調伏，這是坐前調心的方法。至於入坐時，每有兩種心象：一是心中散亂，支持不定，二是心中昏沉，容易瞌睡。大凡初學坐的人，每患散亂，練習稍久，妄念減少，就容易昏沉，這是用功人的通病。治散亂的病，應當一切放下，看我的軀體也是外物，不去睬它，專心一念存想小腹中間，自然能够徐徐安定；治昏沉的毛病，可把這心提起，注意鼻端，使精神振作。大抵晚間靜坐，因白天勞倦，易入昏沉，早晨入坐，就可避免。又可用前面數息方法，從一到十，數得不亂，久久習熟，心與息相依，則散亂昏沉兩病，都可避免，這是坐時調心的方法。坐畢以後，也要隨時留意，勿再胡思亂想，這是坐後調心的方法。

以上調身、調息、調心三法，實際係同時並用，爲文字記述便利起見，乃分作三節，讀者應該善於領會，切勿逐節分割去做。

第五章　止觀法門

靜坐時候，身體四肢，安放妥當，呼吸調匀，只是這個心，最難調伏。人們的心，一向是追逐外物，如今要把它收回來，放在腔子裏，眞不是容易的事體，這時應該耐心練習「止觀」法門。學者對前面的調和功夫，做得有點成效以後，應進一步學習止觀；就是調和工夫沒有得到成效，一直學習止觀也是可以的。

止是停止，把我們的妄心停止下來。妄心好比猿猴，一刻不停，怎樣下手呢？我們要猿猴停止活動，祇有把它繫縛在木樁上面，它就不能亂跳了。修止的第一步，叫「繫緣止」。妄心的活動，必定有個對象，不是想一件事體，就是想一樣東西，這依附的事物，叫做緣；妄心忽想甲、忽想乙、忽想丙、丁等等，叫做攀緣。我們把這個心念繫在一處，比如把鎖繫住猿猴，所以叫做繫緣止。這個止法有好幾種：今就通常適用的舉出兩種：（一）繫心鼻端：把一切妄想拋開，專心注視鼻端，息出息入，入不見它從那裏來，出不見它從那裏去，久而久之，妄心就慢慢地安定下來。（二）繫心臍下：人們全身的重心在小腹，把心繫在這個地方，最爲穩妥；這時應該想鼻中出入的息像一條垂直的線，從鼻孔喉管逼直通至小腹；久後不但妄心漸停，並且可以幫助調息工夫。

學習繫緣止，稍微有點純熟，就可進修「制心止」。什麼是制心止呢？

前說的繫緣止是就心的對象方面下手，今制心止直從心的本體上下手，就是看清我們心中念頭起處，隨時制止它，斷除乜的攀緣。這比繫緣止爲細密，是由粗入細、由淺入深的工夫。

再進一步，要修「體眞止」，更比較制心止爲高。前面兩法，還是修止的預備工作，這法乃是眞正的修止。什麼叫做體眞止呢？體是體會，眞是眞實，仔細體會心中所想的事物，倏忽卽已過去，都是虛妄，了無實在，心中不去取着，洞然虛空，所有妄想顚倒，不必有意去制乜，自然止息。沒有虛妄，就是眞實，心止於此，故叫它體眞止。至於修體眞止的方法，應該在靜坐時候，閉目返觀我的身體，自幼而壯、而老、而死，細胞的新陳代謝，刻刻變遷，刹那不停，完全虛假，並沒有實在的我可以把握得住；又返觀我的心念，念念遷流，過去的念已謝，現在的念不停，未來的念沒到，究竟可以把住那一個念爲我們的心呢？可見妄心一生一滅，都是虛妄不實，久久純熟，妄心自然會停止，妄心停止，那就是眞實境界。

學靜坐的人，起初是心思散亂，把持不住，這叫做散亂，散亂是心向上浮，治散亂的方法，就要用止。止而又止，心思漸漸收束，不知不覺，坐下不久，又要打瞌睡，這叫做昏沉，治昏沉的方法，就要用觀。觀不是向外觀，是閉目返觀自心，也有三種：一叫空觀，觀宇宙中間一切一切的事物，大至世界山河，小至我的身心，都刻刻在那裏變化，沒有絲毫實在，都是空的，提起這心，觀這空相，叫做「空觀」。空觀練習稍久，入坐後再看這心，念頭起處，每一念頭必有一種對象，對象不是一事，就是一物；世間的事物，都是內因外緣湊合而成，今姑舉一例：譬如五穀種子能够生芽，是內因，水土能够養育種子，是外緣，若把種子藏在倉裏，不去播種，就永不能够生芽，因爲祇有內因，缺乏外緣，因緣不湊合之故。又如有田土，有水利，你若不去下種，也永不能够生芽，因爲祇有外緣，缺乏內因，因緣也不湊合之故。凡世間的事物，都是因緣湊合卽生，因緣分散卽滅，我們心中念頭的起落，也是這等假像，絲毫不可執着，如此觀察，叫做「假觀」。從相對方面看來，空觀是屬於無的一邊，假觀是屬於有的一邊，工夫到此地步，還不算完全，應該再爲精進，觀空時不去執着空，觀假不去執着假，離開空假兩邊，心中無依無着，洞然光明，這叫做「中觀」。

上述止觀法門，表面好像有些區别，實則不過在修持時候，心的運用方向，或有時偏於止，或有時偏於觀罷了。剋實說來：就是念念歸一爲「止」，了了分明爲「觀」，止時決不能離開了觀，觀時也決不能離開了止。學者切勿拘泥文字，應該隨時活用爲要。

第六章　六妙法門

上文第四章所講的調和工夫，雖然把調身、調息、調心三者並説，仍偏重在身的方面；第五章所講止觀法門，則偏重在心的方面；這章「六妙」法門，則着重在息的方面。息是生命的本源，假如一口氣不來，那時身體便是一個死物，神經不再有反射作用，心也死了，生命就此完結；唯有依靠這息，把身心兩者聯結起來，方能維持這個生命。鼻孔氣體的出入，就依靠這個息，我們肉眼雖然看不見氣體，而氣體確是有形質的，有形質就是物，既是物，那就屬於身體的一部分。我們知道息有出入，能夠知道的就是心，它屬於精神的一部分；可見這息所以能夠聯結身心，就因爲它的本身也是身心一部分的緣故。

六妙法門專教人在這個息上用功，是靜坐徹始徹終的方法。學者修習止觀以後，進修這法固然可以，就是沒有修習止觀，一直學這法門，當然也可以的。

六妙門有六個名稱：一數、二隨、三止、四觀、五還、六淨。什麼叫數呢？就是數息。數有兩種：（甲）修數：學者入坐後，應先調和氣息，不澁不滑，極其安詳，徐徐而數，從一數至十，或數入息，或數出息，聽各人的便，但不應出入都數。心注在數，勿令馳散，若數不到十，心忽他想，應該趕速收回，從一重新數起，這叫「修數」。（乙）證數：數息日久，漸漸純熟，從一到十，自然不亂，出息入息，極其輕微，這時覺得用不着數，這叫「證數」。

此後應該捨數修隨，隨也有兩種：(甲)修隨：捨掉前面數法，一心跟隨息的出入，心隨於息，息也隨於心，心息相依，綿綿密密，這叫「修隨」。(乙)證隨：心既漸細，覺息的長短可以偏身毛孔出入，意境寂然凝靜，這叫「證隨」。久而久之，又覺得隨息還是嫌粗，應該捨隨修止。

止也有兩種：(甲)修止：不去隨息，把一個心，若有意，若無意，止於鼻端，這叫做「修止」。修止以後，忽然覺得身心好像沒有，泯然入定，這叫「證止」。用功到這地步，學者應知定境雖好，必須用心光返照，令它明了，不着呆於止，這時應該修觀。

觀也有兩種：(甲)修觀：這時於定心中細細審視，微細的息出息入，如空中的風，了無實在，這叫「修觀」。如是觀久，心眼開明，徹見息的出入已周徧全身毛孔，這叫「證觀」。此處止、觀兩法，雖然與上章的止觀名字相同，而意義略異；因爲上面所說止觀是從心下手的，這裏的止觀是從息下手的。修觀既久，應該修還。

還也有兩種：(甲)修還：我們既然用心來觀照這息，就有能觀的心智，所觀的息境。境與智對立，是相對的，不是絕對的，應該還歸於心的本源，這叫「修還」。這能觀的心智是從心生，既從心生，應隨心滅，一生一滅，本是幻妄，不是實在。須知心的生滅，好比水上起波，波不是水，波平方見得水的眞面目；心的生滅，一如波浪，不是眞心，應觀眞心本自不生，不生故不有，不有故卽空，空故無觀心，無觀心也就沒有觀境，境智雙亡，這叫「證還」。既證已，倘存一還相，應當捨還修淨。

修淨也有兩種：(甲)修淨：一心清淨，不起分別，這叫做「修淨」。(乙)證淨：心如止水，妄想全無，眞心顯露，也不是妄想以外另有個眞心，要知返妄就是眞，猶如波平就是水一樣，這叫「證淨」。

以上六妙門，數與隨爲前修行，止與觀爲正修行，還與淨爲修行的結果。因此六門中間，以止爲主，觀只是幫助這個止，叫它了了明明，然後能够得到還與淨的結果。

第七章　我的經驗

第一節　少年時代

我自幼多病，身體消瘦骨立；夢遺、頭暈、腰酸、目眩、耳鳴、夜間盜汗，種種徵象，不一而足。偶然出門，走不到半里路，就脚軟乏力，不能舉步。到十五六歲時候病象更多，怔忡、心悸、潮熱往來；記得十七歲的春天，每天午後身體發熱，到明天早晨熱退，綿延到十八歲的夏天方愈。當疾病厲害時，也常常請醫生診治服藥，然一點效驗也沒有。家中有一部中醫書叫「醫方集解」的，它的末了一卷，說及癆病不是方藥所能治，必須自己靜養，可慢慢的轉弱爲強。書中引用有道家的「小周天」方法，教人下手修養，我乃照樣學習，果然有效。然疾病發作時，學習就比較認眞，一到病好，又復拋棄，沒有恆心去做。到十九歲後，諸病雖然沒有離身，比較以前已略顯轉弱爲强的功效。年二十二歲娶妻以後，自以爲身體較健，把靜坐功夫完全拋却；又不曾實行節欲，於是舊病復發，加以飲食不節，漸成胃擴張病；食管發炎，胃中嘈雜，常常想吃，食物到口，又吃不進去。到二十七歲的春天，仲兄因患肺疾而死，我也被傳染；二十八歲時，得了咳嗽的病，不久就吐血，經過三個月，病勢日日增加。於是下最大決心，屏除一切藥物，隔絕妻孥，獨自一人，別居靜室，謝絕世事，繼續行持靜坐功夫，規定每天子、午、卯、酉四次，每次一小時至二小時。如是將近三個月，每入坐後，小腹漸漸發熱，熱力一次一次的增加，在小腹中動盪有似沸湯；至五月二十九之夕，小腹中突然震動，這一股熱力衝開背脊骨末端的尾閭，沿夾脊交感神經而上（中國醫經稱爲督脈）達於後腦，這樣連夕震動六次，慢慢停止。計算從三月初五日繼續靜坐，到這時候爲止，不過八十五天，以後每次入坐，熱力依此熟路上達於頂，不再震動。我經過這一次震動，身體好像另換了一個，非但種種毛病一朝全愈，而且步履輕健，一舉足能走數十里，也不覺疲乏。

從此以後，靜坐功夫不再間斷。二十九歲時，爲生計問題，受聘去當教讀先生，纔改爲每天早晚二次。是年三月二十八日早晨，小腹熱力復震動，沿夾脊上升，衝擊後腦，連震三天，後腦骨好像豁然而開，這股熱力乃盤旋於頭頂，以後每次入坐都如是，遵循熟路，也不復震。至是年十月初五日半夜，小腹復震盪，旋於頭頂的熱力，却由相反方向直從顏面而下（避開口鼻），分爲兩路，至喉嚨復合爲一，沿迷走神經循胸部而下入小腹（醫經稱爲任脈）。此後每次入坐，這股熱力就從尾閭循背後夾脊上升至頂，再由顏面下降至胸腹，督任循環不已，循行熟路，也不復震。以後，除偶患外症須醫療外，往往終年可不生病，這是預防治療的實驗。

第二節　中年時代

三十一歲到上海後，研究哲學、生理、心理、衛生諸書，和我的靜坐功夫細細印證，頗多領悟，乃以科學方法，說明靜坐的原理，掃除歷來陰陽五行、鉛汞坎離等說，出版因是子靜坐法（一九一四年），這時我年四十二歲。

四十三歲第二次到北京，這時我已研究佛學，京中的道友都說，我的靜坐法是外道，必須改正。這時正逢諦閑大師在北京講圓覺經，我乃從師問止觀法門，改修天台宗的止觀，友人又慫恿我另外寫一本靜坐法，我乃依據童蒙止觀及釋禪波羅密次第法門而出版因是子靜坐法續編。從這以後，我一直修止觀法。

第三節　修習東密

到五十四歲時候，上海道友有十數人，要從持松阿闍黎修東密十八道。其時我對於密宗還沒有十分信仰，因爲友人一定拉我加入，以便知悉密教究竟的內容，我就以好奇的心理前去參加，結果因爲儀軌繁重，而且正在光華大學教書，功課又多，不能兼顧，使我不得不暫時放棄。但是我修習止觀法，却並沒有中止。

第四節　生理上的大變化

蒙童止觀中說：修定時善根發相。有八種觸：輕、煖、冷、重是體，動、癢、澁、滑是用。在我的實驗看來，這八種並不是同時齊發，祇不過先後發生幾種。當我在二十八九歲時所發的是輕、煖、動三種：坐久以後，覺全身輕若鴻毛，這是最先的感覺；後來小腹發熱，就發生動力，自脊髓神經上通大腦，又從面部而由迷走神經下達於小腹，循環運行，這是動力打通任督兩脈。醫經說有奇經八脈，除任督兩脈外，尙有衝脈、帶脈、陽蹻、陰蹻、陽維、陰維六脈。我用止觀功夫十多年，向來是把心意集中於小腹的；此時則改守中宮，不及數日，身體起極大變動，就打通了陽蹻、陰蹻、陽維、陰維、衝、帶六脈，這裏分說在下面：

我改守中宮以後，夜半起坐，胸間突突跳動，口津特多；一連幾夕，跳動更甚，動力直上兩眉中間，自覺發出紅光，後直達於頂，盤旋久之，即似電線繞行周身，穿過兩手兩足，歷一分鐘，突然在眉間停止。

後來每夕都是這樣，中宮好像有一機關在那裏旋轉，漸漸上升至頭頂，頭頂就隨之轉動，動極之後，突然停於兩眉中間；繼而中宮又動，從左肩到左腿，好像電線，繞半身作一斜圈而轉，牀帳也爲之震動，動極突然而停；又從後腦震動，動力自脊背而下，突停於尾閭；又從右肩到右腿，也像電線，繞半身作一斜圈而轉，動極突停。這樣從左右腿繞半身作斜圈，就是打通陰陽蹻、陰陽維四脈，因此我初步體會了奇經八脈與神經機能的一致性，決並不是玄虛的假設。

每次動力都起於中宮而有變化，有一夕，動力從面部左右兩耳間，好像橫畫一條直線，這線左右擺動多次，突然停於眉間；又從頭至下頷，畫一直線，恰與橫線成十字形，上下移動多次，也突然停於眉間；又從頭頂胸腹而下至龜頭，畫成一弧形線，把龜頭挺起，動力自頂至龜頭，上下多次，按這弧形線，是由任脈兼打通衝脈的證據。

某夕，中宮熱力轉動，全身或俯或仰，或左或右，依序擺動，乜的擺動次數，前後左右，一點不亂；繼而動及兩手，旋轉迅疾如機輪，向內向外，次數也相等。後動至兩足，左足屈則右足伸，右足屈則左足伸，這等動作，完全出乎生理的自然，絕不能用意識去加以指揮。四肢動作方罷，忽覺頭部擴大，上半身也隨之而大，高及丈餘（佛經上說此境，爲現高大身）；頭忽後仰，胸部也擴大，如太虛空，忽又前俯，背部也擴大如虛空，這時的我，覺得衹有下半身而沒有上半身，身心都空，非常愉快。

某夕，中宮動力在背部繞脊骨左右旋轉，次數相等；復在背的皮層，自左至右繞一大圈，轉數十次，自右至左繞圈而轉，也是一樣；又在腹中環繞任脈左右旋轉，繼在腰部，自左至右，繞一大圈，旋轉數十次，自右至左，也是這樣按腰部繞圈，是打通帶脈；又動力如螺旋線形，循督脈自後頂下夾脊，趨於尾閭，旋轉數十次，又由小腹，循任脈上頭頂，自後腦夾脊，下至尾閭，也旋轉數十次。向者我初通任督兩脈，是從後面尾閭夾脊上頭頂，再從頭頂顏面下至胸腹，如今反其道而行，大概脈絡貫通，路徑純熟，可前可後的緣故。這時衝脈、帶脈也完全打通了。

某夕，動力在中宮（胸腹交界）皮層晝平面螺旋形圈，直徑約二寸，從中心晝向外周，先左旋，次右旋，旋轉次數均是三十六；於是移至小腹皮層，照樣左右晝圈，旋轉次數也是三十六；又上移至胸間，左右晝圈次數也是三十六，中下上三個圈，似作有秩序的安排。復升至頭頂，這螺旋線繞脊骨而下，停於尾閭，復自尾閭繞脊骨而上，達於頭頂，往復兩次；復由左下腹繞左衝脈而上至頭頂，自頂仍繞而下，再由右下腹繞右衝脈而上至頭頂，自頂仍繞而下；後自頭部繞任脈而下至小腹，復繞而上至於頂。有時在頭部左右旋繞，而停止於額，或繞左肩，或繞右肩，它的次數都相等；忽然動力達於兩手指尖，指尖不覺隨之搖動，搖動捷速如舞而極有秩序；忽復由頭頂直達兩足，兩足自然挺直，趾尖轉動之速，也像手指一樣。

某夕，動力先在背部中央皮層畫平面螺旋形圈，從中心向外周，先左轉，次右轉，次數各三十六次；在背的兩腰間皮層照樣左右畫圈，旋轉次數也是三十六；復在背的上部兩肩胛間皮層照樣左右畫圈，旋轉次數也各三十六，也似有秩序的安排。前次是從中宮而下至小腹，上至胸，各左右旋轉畫三個圈，今則自背部中央下至腰間，上至兩胛間，各左右旋轉畫三個圈，前後三圈，地位恰恰相對，生理上天然動作竟如此奇妙，眞是不可思議。又動力自頂直達於兩手指尖，手指足趾，兩足趾尖，張開飛舞，兩腿忽伸忽屈，上下兩頤也自然左右相摩，又忽一伸一縮，動作甚捷；忽及於鼻，兩孔忽放忽收，復及兩眼，眼皮忽開忽閉，眼珠隨之旋轉；後及兩耳，耳輪亦稍稍轉動，這樣動作都很天然，乜的左右轉動，次數也總是相等。

某夕，中宮動力作一有系統的旋動。起初在兩腰間，橫繞帶脈，左轉右轉各三十六次；上至胸部，也橫繞一圈，左轉右轉各三十六次；下至腹部，也橫繞一圈，左轉右轉各三十六次；這樣中下上的動作，連續三次。復在胸的左側，上下豎轉作一大圈，又在右側豎轉作一大圈，左右交互數次；上升頭部，自後下降於背，從背的左側，豎轉作一大圈，在背的右側，也是這樣，左右交互數次。又復動及兩手兩足，兩手放開，向左右各畫一大圈而疾轉，次及兩足，屈伸開合，或足尖相並，足跟向左右分開；或足跟相並，足尖向左右分開；兩膝忽開忽合，又忽擡起，臀部凌空，左右擺動。手足這樣動作，先後有三次，其餘動及兩頤、脣、鼻、眼、耳等，與以前相同，而比較劇烈。

某夕，中宮左右轉，畫成螺旋形圈，上至胸部，下至腹部，與以前一樣，惟旋轉的次數，中上下各六十，不是三十六；忽而中宮的圈放大，覺它的裏面洞然而空；上至胸部，下至腹部，圈形放大，洞然而空，也是一樣；中上下的圈形放大，計有六次，每次停頓的時間，有五、六分鐘。於是動力由中宮上至頭部而旋動，先下至左臀及左半身，似作一橢圓圈，上下旋繞三十六次；再升至頭部，又下至右臂及右半身，作橢圓圈，上下旋繞也是三十六次；再升至頭部，由後腦循脊骨下至尾閭，旋轉左腿，再及右腿，也各三十六次。

某夕，除中宮、腹部、胸部三處轉動外，動力上升頭部，在腦殼內，左右旋轉各三十次；遂由腦後沿脊骨下降至尾閭，兩足因之屈伸開合；復由腹中上升，動及兩肩兩手，復上升至頂，從顏面而下，至左右肩旋轉並及兩手；復動及兩足，兩足除屈伸開合外，忽屈作三角形，使身仰臥，兩小腿站起，兩肩支撐，使身體懸空，臀部乃左右轉側，并轉及兩腰，使身體左右斜動；既而平臥，兩足掌自然相合而摩擦，又左足掌擦右腿，右足掌擦左腿，交互而擦，次數相等。由是動及兩肩、兩手，兩手掌相摩，或向上，或向下，忽而撫摩頸部，直達面部，向前向後，交互摩擦；復擦及後腦、兩眼、兩鼻、兩耳，再左右互擦兩肩、兩臂，又由下腹上擦至胸及肩，再後擦背部及腰；復下擦兩股、兩腿、足背、足趾，至足心而止；動力又忽上升，反屈兩臂，握拳在兩肩拍擊，旋上擊頸部以及頭部，并及面部，在眼圈、鼻的兩側耳輪間，囘旋擊拍，至太陽穴而止；又忽兩手在兩肩胛徐徐緊揑，左右交互；旋揑兩臂，再揑及頸與頭面；復撫摩胸腹、背腰、兩股、兩腿、兩足背，至兩足心而止。此乃生理上天然之按摩，秩序次數却一點不亂，絕不能以意思去指揮它，眞是奇妙之至。

以上的動作，起初每夕都有，或一種動作連續數十天，或一夕之中有幾種動作，將及半年，漸漸減少，以至停止，就不復動。大概全身脈絡貫通以後，就不感到再有什麼衝動了。

這裏不過採取它的動作不重複的，記錄出來。大概可分四類：一是手足舞蹈；一是擊拍；一是按摩；一是緊揑。

第八章　晚年時代

第一節 修學藏密開頂法

這是西藏密教往生淨土法門，向來沒有傳入中國。其理由以往生淨土的人，臨終時，他的神識必由頂門而出，故依此設教，令學者持呪，先開頂門，常常學習，到臨終時候，有熟路可循。我在一九三三年（六十一歲）也曾從諾那上師學習此法，但祇教以法門，叫我歸來自習，未有成效。到一九三七年（六十五歲）的春天，聽見聖露上師在南京傳授這法，已傳過四期，都能夠剋期開頂，第五期又將開始，自念不可錯過這機會，乃趕往南京，即日到毘盧寺頗哇（譯音，意即開頂）法會報名。

四月一日到毘盧寺，受灌頂禮。比昔時諾那上師所授的繁密得多，上師教我們持亥母金剛呪，爲前方便；這呪雖不長，而觀想方法極繁複，須要先誦滿十萬徧，但時日短促，勢所不能，祇在傳法前數日中，儘量念誦而已。

從二日起，就在廠中閉門不出，專誦此呪；直至九日上午，僅誦滿六萬二千徧，下午即移居毘盧寺。同學者共到三十九人，據云：此期人數爲最多。上師爲余等剃去頭頂之髮，作小圓形，蓋爲後日便於察看頂門的能開與否？可預備插入吉祥草的。

十日，開始在寺中閉關，大講堂中設壇，極其莊嚴，上師領導進壇修法。每日四座，每座兩小時：第一座七時至九時；第二座十時至十二時；第三座三時至五時；第四座七時至九時。這法門是想頭頂上有無量壽佛，垂足而坐，我身中自頂至會陰，有一脈管，外藍中紅；丹田內有一明珠，移至於心，用力重喊「黑」字，想明珠隨聲直上，衝頂門而出，至無量壽佛心中；再輕呼「嘎」字一聲，明珠即從佛心還入頂門，下至原處。每座，各人叫喚都力竭聲嘶，大汗一身，濕透裏衣（此時尚冷，均着薄棉）。上師看各人疲乏，則唱一梵歌，令人隨唱，以資休息，兩小時中，大概休息四、五次。

我因素有靜坐功夫，本來自會陰到頂門，一根中脈，早已貫通，所以在十一日卽有奇效。第一座頭頂放紅光，現高大身；第四座頂門如錐鑿上鑽，明珠向上連打不已，臥時頭部放白光。

十二日，與昨日同樣修法，至第二座時，覺頭骨脹裂，兩顴好像分開；第三座時，頭部豎脹，層層向上若裂。

十三日，第一座時，覺腦部層層如錐刺，初則覺頭殼甚厚，漸鑽漸薄；第三座時，上身忽覺全空，頭部光明放大。

十四日，第一、二兩座時，明珠上射頂上佛脚，自覺線路通利，較昨日的脹裂不同，蓋昨日線路尚沒有通暢的緣故；第四座時，覺頸部裂開如圓柱形，直通胃腸，此乃中脈開張，先則想象，今則顯現了。

十五日，第一座時，覺頂門有孔；第二座時，上師移坐窗外日光明亮處，依次傳喚各人前去開頂，插吉祥草爲記。凡頂已開的，草自然吸入，而頭皮不破，我也在其列。今日第一次開者二十八人，餘十一人，草插不入，尚須再修幾座。我等已開頂的，午後就不必修法。但入壇用觀想力，加持未開的人，助他們可以從速開頂。

十六日，我等已開頂的，仍入壇助力。第一座時，開頂者復有九人，最後一比丘，一女居士，尚不得開。這比丘已在日本修過密法，功候頗深，然開頂倒反不容易，蓋學法不可有自恃心，自以爲有功夫，往往不能虛受，反致誤事。至彼女居士，是年老資質遲鈍。上師將這二人移至自己座前，親自加持，再修一座，並由已開的人全體幫助，始勉强開成。

我以後用功，仍以止觀爲主，兼修頗哇；至五月二十四日，入靜後，胸中放光，漸漸擴大，包含全身，成大圓光。昔者祇頭部透明，胸中放光尚是初次，且尚未全身透明，猶覺有一個我在那裏。

二十六日，入靜後，背部亦放光，全身籠罩於光中，殊爲愉快；然尚覺有身，未入眞空。

二十七日，入靜後，放光甚高，若入雲霄，神亦出去，後漸漸自頭頂收入。

·錄·

三十一日，入靜後，上身放光，與昨日同。覺小腹內熱如沸湯，也豁然放光，下半身亦空。這是以前沒有的景象。

六月十日，入靜後，全身放光甚明。自覺好像沒有頭部，祇是透明的光。

十四日，入靜後，全身放光，上下通明。

十七日，入靜後，全身放光，自覺照耀心目，甚爲白亮，且上下左右，周徧皆光，成一大圓形。

十八日，入靜後，全身放光，更爲白亮，上下四圍，徹底通明，猶如探海燈之四射，神識遊行空中；收入小腹後，加以鍛煉，卽通入兩足、兩手，後入頭部。

第二節　修習藏密的大手印

一九四七年（七十五歲），從貢噶上師學大手印法。顯教中最流行的是淨土與禪宗。淨土重在帶業往生，禪宗重在由定生慧，即身成佛。藏密中的開頂法就是往生淨土，大手印就是禪定。惟它的禪淨兩法，都比較切實可行，我從那時候到現在，一直就照這法修持。或有人問：你學佛的法門，忽而顯教，忽而密教，違反一門深入的途徑，不是太夾雜了嗎？那裏能得到成就呢！我說不然，我雖學種種方法，始終不離「定功」，目的無非要它幫助我的定功深進。學頗哇往生有把握，學大手印，定功就由淺入深，人家看我好像有些複雜，實則我仍是一線到底的。

按以上所述頗哇和大手印兩法，不過是編者自述修習的經過。這兩法在康藏很通行，但須喇嘛親自傳授，不是人人可以自修的。請讀者注意。

編者補誌

第九章　結語

這一小册子中，原理部分是理論，方法部分是實踐，實驗談就是說效果的。理論與實踐兩相結合，效果就產生了。我們研究學問，或者從事修養，往往都喜歡在理論方面追求而忽略實踐，這是錯誤的；任憑你理論研究得十分精深，若不去實踐，這等理論也像建築在沙灘上，基礎並不牢固，這叫「說食不飽」。你對人說什麼東西味道最美、最好吃，但實際上並沒有吃進你自己的肚子，怎麼會飽呢！也有一類人，恐怕理論太深，太難明瞭，就拋却理論，專去實踐，實踐不得其法，單是盲修瞎練，非但得不到益處，反而到得害處，這又是脫離理論的毛病。所以理論與實踐，正像車的輪和軸，缺少一件就不能行。

中國醫學，近來已得到世界上的重視，發展甚速，頗有多年的慢性病，由中醫治療而得愈的。古代流傳的針灸法，如今也推廣復興，而按摩、推拿，雖似趕不上針灸，然應用原理相近，社會上仍見流傳，當然這都是疾病發作以後的治療法。惟有靜坐養生是預防醫學，自古以來流傳不絕，雖然不大引人注意，近年已有人提及，乃是好消息。這方法在培養本元，令人能够掌握自己的身心，防病未然，豈不是人人應該學習的嗎？但這法看似容易，

47·

學習起來，如果沒有耐心、恆心、堅決心，便不能夠收效。現在把我幾十年來的經驗，擇要寫出，以供學人的參考。至於進一步的解釋，仍然有待今後生理學家、醫學家努力研究和發掘，使這祖國遺產更爲發揚光大，放出異彩，以照耀於全世界，那是可以預期的。

一九五四年十月脫稿

附　錄

一年又半的靜坐經驗

盧懷道

(一)緣　起

余於一九五三年暑期中患了高血壓。當時的血壓是180/120。然不嚴重，除早晨起床後頭中略有不舒服外，尙無其他苦痛。所以我也漠不關心，未予重視。秋後開學，用腦較多，病就加劇了。除血壓升到200/130外，頭腦經常感到不舒服。且時時失眠，有時通宵不昧，初服中藥，未久又改服西藥。同時兼用金針治療，均無顯著效驗。有人說靜坐可以治百病，勸我試試靜坐。當時聽了疑信參半。但在休養之中，既無工作，又不能看書，未免無聊。因想，無論靜坐能否治病，藉此消遣，也足以解悶，樂得試試。遂造訪蔣維喬先生。登門拜師，求他指敎。蔣先生一見如故。並再三啓示說：血壓的病，靜坐一定可以把它治愈，祗要有恆心去坐。必會生效驗的。他就當面指示靜坐的方法。

又把他的「因是子靜坐法」介紹給我看，讓我詳細學習。我與蔣先生是初次見面，承他這樣毫無保留地指示一切，當時心中實有說不出來的感激。那是一九五三年十二月十二日的事。我就從那天夜晚，開始靜坐。

(二) 經歷

開始靜坐的時期中，每天只坐兩次。一在早晨起床之後，一在晚間睡覺之前。每次大約坐二十多分鐘。然一無感覺，僅是枯坐而已。

到了十二月廿一日那天晚上，（距開始坐功日期才九天）我在坐時，感到脚與小腿皆已發暖。那是一個冬天夜晚，天氣很冷，我的身體本很衰弱怕冷的。在冬天夜晚，我的脚與腿經常是冷的，所以必需要烤火。冬天夜晚，腿與脚如不感到冷，已是難得了，從沒有感到暖的。可是那天夜晚靜坐時我的腿和脚，均感到暖和舒服。上床之後兩腿與脚的那種暖氣，一直保持到早晨未散。起床之後，兩隻脚異常爽快，好像春天天氣暖了脫了棉褲換上單褲似的，靜坐之效驗來得那樣快，眞是出我意料之外。從此之後，我增加了靜坐的次數。每天由兩次改爲四次或五次。上午坐兩次。下午或坐兩次或坐三次。

次日二十二日下午的那次經驗更奇怪了。在靜坐的時候，我的大腿與丹田這一個區域內全部發生了暖氣。我的感覺，好像我的大腿上放着一個熱水袋。坐畢以後，暖氣還在。歷二小時才慢慢地散去。記得我是在下午三四時之間坐的。坐了功我就寫信。約在四時後開始寫的，寫到五時後才完，而大腿小腹間的那股暖氣，依然還在。我高興極了，就去向蔣老師請教。他一聽也極高興，他說效驗這樣快，真是難得。大概三個月你的氣脈可通了。「通了」這個名詞，我才初次聽到，並不了解他的意義。可是也不敢追問，怕他老人家嫌囉嗦。

脚與小腿的發暖，僅有十二月廿一日的夜晚一次。其後從未感到過。大腿與丹田的暖氣會連續不斷地發生若干次。但不久也停了。其後的感覺時有變動。有時腰腹等部不感到暖而反感到涼爽，有時感到有氣在臟腑間流動着，有時臟腑之間的那種氣，一直衝到頭腦。有時額與手發微汗，有時又發大汗。有時身體發生微微的搖動。搖動又有三種不同的方式：有的是前後搖動。有的是左右擺動。有的是打圈式的轉動。無論那種動搖，都是自發的，而不是由於我的主動。這樣的情形，經過三個月（五三年十二月中旬至五四年三月中旬）到了五四年三月中旬，發生了新的感覺。就是在入坐不久之後，吸氣時有一股氣從背脊骨上升，再由頸後直到頭頂。呼氣時復由頭頂沿兩頰下降，合而爲一，降入喉嚨，再降入丹田。如是呼吸不已，那股氣也上下前後地循環着不停歇。余乃再至蔣師處請教。他聽了更是歡喜，說是氣脈通了。在前次談話中蔣師所說的氣脈通了，今始了解。距開始靜坐之期適爲三個月，蔣師之預料準確如此，那能不使我驚歎欽佩。

我的氣脈這樣的上下前後的循環不息，約有兩個月的時間。到了五四年五月中旬氣脈的行動又起了變化。不再是上下前後的循環，而是在丹田與大腦之間，作螺旋式的盤旋往復。吸氣時氣由丹田盤旋而上直達大腦。呼氣時氣由大腦盤旋而下復回歸丹田。吸呼不已，氣的盤旋上下也是往復不停。當他盤旋行動的時候。力量很大。氣行到身體哪裏，哪裏的部份，就被它推動而作左右前後的螺旋式的旋轉。氣脈既不停的上下盤旋，所以我的頭頸、肩、手、腰腹各部也就左右前後的搖動不已。因爲氣脈的力量大，所以我所坐的那張床也就振動作聲。必須說明的是我身體各部的動盪，雖是如此的劇烈，但全是被動。我並無絲毫意念要他搖動。我所能自主的止是輕微的呼吸。我不了解爲什麽那種輕微呼吸會造成這種力量很大的氣，以致推動我的身體，搖動我的坐床，這未免難以了解了。

當氣脈在行動的時候，我的身體一面在作左右前後的盤旋運動，一面在出大汗。額上汗珠滴滴流下，淋漓滿面。身上的汗浸透襯衫。腿脚上的汗點點浸溼床上墊褥。坐畢起身一看，凡腿脚靠被的部分，都有大塊汗斑把被褥溼透。

這樣的搖動出汗經歷三個月。到了一九五四年八月中旬，搖動逐漸停止，汗也不出了，坐時也安靜了，全身各部皆安定了。兩手也不靜地放在小腹前，不知爲什麼緣故，我的氣就在兩手上走來走去。那時我的感覺，好像兩手不是兩隻，而合成一隻了。而且合得很堅固，非用力不能分開。在這樣情形下氣就由丹田而腦而兩手行動不已。不過在此階段中，氣的行動局限於上半身，氣並不向脚上走。到了五五年三四月氣才開始走到脚上。在現在階段中，入坐不久我的氣自然流轉於全身。

(三) 靜坐與健康

我本是瘦子。一九四六年我年四十九歲。那年夏天我的肚子慢慢地大起來，從此不再是瘦子了。當時的體重是六十五公斤。腰圍二尺八寸五分。肚皮寬大，當然不是好事。所以七年之後到了一九五三年我年五十六歲時，發生了高血壓病。這時身體更進於衰弱。不意靜坐三個月，（一九五三年十二月到一九五四年三月）肚子小了。腰圍縮到二尺四寸五。減了四寸。到了今年（五五年）三月（續坐一年）腰圍又減到二尺二寸五。又減了二寸。一年半的靜坐把我的便便大腹削平，腰圍減去六寸。而體重依然是六十五公斤。這不能不說是奇蹟。這是健康恢復的一個標誌。我自幼體弱。到了冬天異常怕冷。三十歲以後，奔走衣食，向在南方天氣較暖的地區，其中最暖的地方是廣西南寧。那裏的氣溫，很少低到四十度。此外如廈門、桂林、福州、浦城、建陽、杭州、上海等地，亦曾住過。上述各地的冬天氣溫，雖未必如南寧那樣高，可是也都是相當暖的。但無論到哪裏，一到冬天，我都不能離火爐，人到哪裏火爐生到哪裏。就是在南寧也未能離過火爐。但自五三年靜坐入門之後，我與火爐絕緣了。五三、五四年兩個冬天我在上海，都未生過火爐。不止火爐未生，過冬的衣服較之往年也少着了一件。

五十歲以後體質日益孱弱。稍一不愼就要患傷風。一年四季常在傷風中過渡生活，而尤以夏秋之交爲甚。有時天氣很熱而風倒很冷，無意中爲寒風一襲，就傷風了。有時家人傷風我也馬上傳染。他們早已痊愈了，而我還在繼續不斷地咳嗽中。有時偶爾操勞，身體尙未感到疲勞，而傷風的魔掌早已緊緊地握住我的肺腑，爲所欲爲了。記得一九五二年冬季大掃除，我因年老體弱派到抹擦桌椅的輕易工作。時間不過一二小時，以當時的精神體力來看，我當然能夠勝任，但工作未畢，咳嗽已來，體溫旋卽上升已成了嚴重的傷風病人了。經兩個月醫治休息，始告痊愈。諸如此類，數不勝數。自靜坐以來一年半中尙未發生過傷風。較之未靜坐前的動輒傷風，不可同日而語了。健康水平的提高，這些都是實在的證據。

（四） 靜坐與疾病

我的頭腦是自幼孱弱的。記得十幾歲時，我在蘇北，有一次清晨去上學，途中受了寒，到了學校後，就暈倒了。廿四歲時因用腦過度，生了頭風病。每當寒流南下氣候起了變化時，我的頭就應時而痛。無法幸免，也無藥可醫。痛到一定的時候，不醫而自愈。在年青時，僅不過在冬天發發。一年之中，發病的次數並不多。後來年齡老了，身體衰了，頭痛的病也就不時侵襲了。碰到天氣發生了變化頭要痛。挨了餓頭要痛。疲倦了頭要痛。到了空氣不好的地方頭要痛。苦痛得很，中西醫皆無法醫治。金針還能制止，但也不能根治。乃靜坐一年以後，我的頭痛已不治而愈了。

我靜坐的目的在治血壓。血壓好了沒有？這要從幾方面來看：

(一)我的精神已恢復，現在的精神，不比病前差。

(二)血壓的痛苦頭暈、耳鳴、失眠等現象已經消除。

(三)中醫說我的脈搏已正常，無血壓的症象，朋友們總說我的氣色好了。

從上述三點來看，可以肯定，我的血壓已十愈八九。不過要補充說明：血壓表上所量的度數還有150—160/100。這是不是說明我的血壓還未痊愈呢？可能靜坐的功夫未到完滿的程度，所以血壓還有點尾巴。要等功夫圓滿了，這個尾巴才去得了。這一點只好等待將來才能證明。或許150—160就是我的正常的血壓，若然我現在是無病了。

還有一點要補充說明：在實行靜坐的同時我未曾離過醫藥。最主要的是杜仲。我陸續不斷地一直吃到現在，是不是杜仲治愈了我的病呢？單就血壓而論，杜仲確有治療的功能。但是大肚減削，火爐絕緣，冬衣少着，頭痛痊愈，傷風免除等等皆與杜仲無涉。應該是靜坐已恢復了我的健康，而杜仲也從中幫助一些，所以才有今天的結果。靜坐的功用是無可否認的了。

岡田式静坐法

〔日〕岡田虎次郎 著 蔣維喬 譯述 商務印書館 民國二十四年八月二版

岡田式静坐法

蔣維喬譯述

商務印書館出版

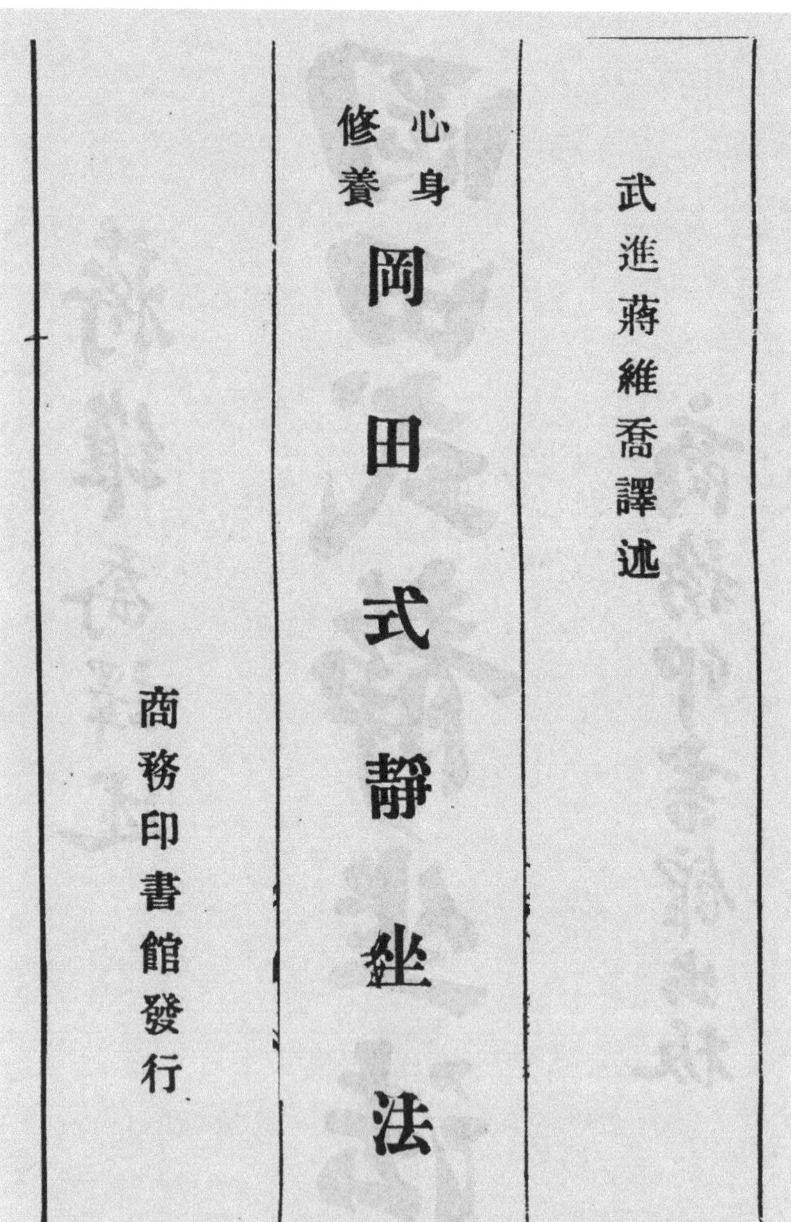

武進蔣維喬譯述

心身修養

岡田式靜坐法

商務印書館發行

譯餘贅言

一此書東文原本、爲實業之日本社出板。

一日本流行之靜坐法、有藤田靈齋、岡田虎二郎、兩派。其於生理心理方面、主張各不同、而各有獨到之見地。

一藤田靈齋教人、分初傳、中傳、奥傳三級。且自已著書。初傳名身心調和法、中傳名身心強健祕訣、（商務書館皆已譯印）奥傳僅憑口授、不立文字。岡田則重身教、不以言教、故不自著書。惟其徒著有『靜坐三年』、（商務書館譯印）推闡其義。此書雖亦他人所作、然簡單明瞭、確是岡田式之正宗。

一書中所言坐法、皆沿用日本習慣。讀者切勿強學、可改用我國習慣、參看拙著因是子靜坐法便知。

一此書譯述、係友人吳君寅齋(德亮)之初稿、經不佞潤飾刊印。合誌於此、以拜佳貺。

民國八年八月蔣維喬識於京師之宜園

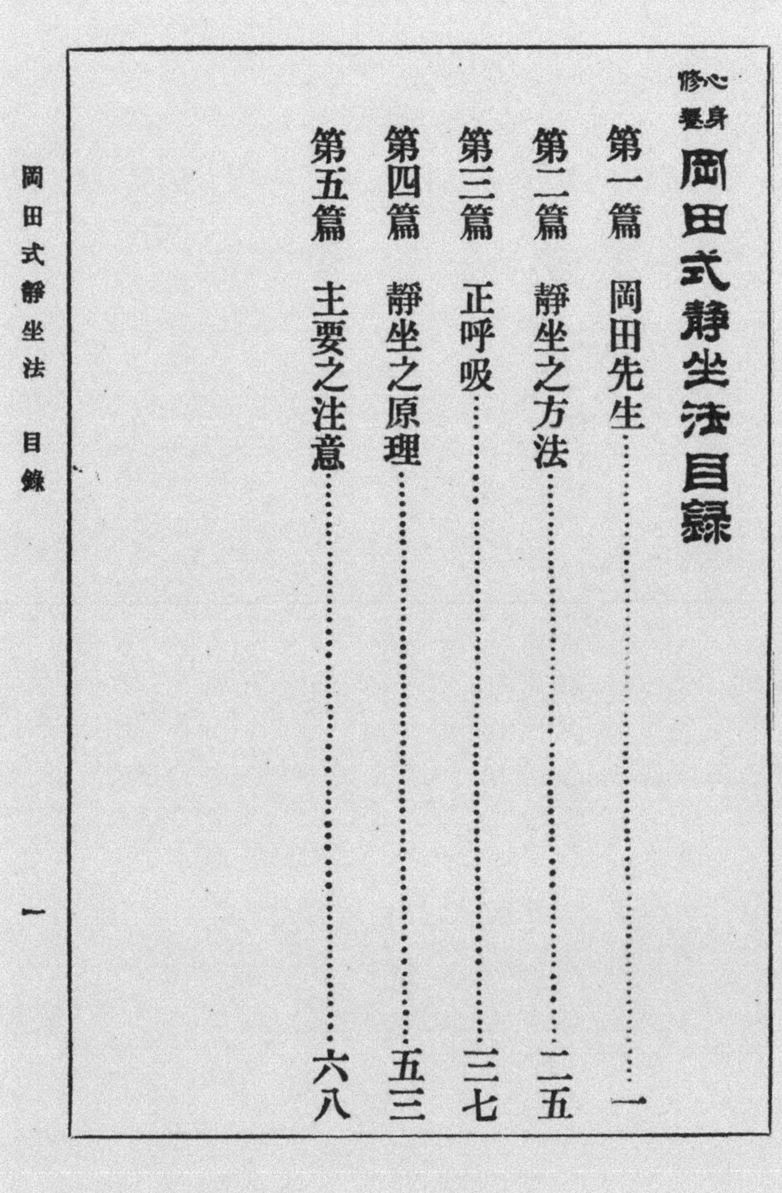

修心養身

岡田式静坐法目録

心身修養 岡田式靜坐法

第一篇 岡田先生

靜坐之師範者

靜坐法者、岡田虎次郎先生所創造、躬行、教導之心身修養法也。

問靜坐之目的安在。曰在靜坐。何謂靜坐。曰得心之和平而已。何謂心之和平。曰品性美與肉體美並行發達、即養成精神與精力皆充實之人格也。精神精力充實之人格若何。曰難言也。與其言之、不如見創造躬行之岡田先生而心領之、轉覺直截簡明也。

不知者以爲一種不思議

岡田先生爲靜坐法之師範。先生無所謂學者、無所謂宗教家、教育家、更無所謂醫家。而學者來師之。宗教家、教育家、以及學生、商人、軍人、老人、婦孺等亦來師之。甚至疾病尫弱者亦來師之、爭先恐後、皇皇焉如有所求焉。彼不知靜坐之爲何物者、殆以爲一種不思議也。

先生不言實最大之雄辨

先生招致之人、如此其衆。其有絕世之雄辨乎。無有也。先生於交未深者、默不一言。惟現其人格於仰慕者傍觀者之前、四方開放、八面玲瓏、一切平等、無言實體、不勸不招、不追不拒、惟曰諸君默坐靜觀、其中自然知之而已。夫不思議之事、以一言了之。遂令博學之士、聞而非笑、然若輩一見先生、卽不聽說明、不求講義、亦無不足之感。信仰先生『其中自然知之』之言、遂默然而就靜坐之席。蓋桃李不言、下自成蹊。先生之身、爲靜坐法之典型、先生之人格、爲靜坐法之本體、足以使人深信而不疑。然則先生之不言、實先生最大之雄辨也。

岡田先生之前身

岡田先生果爲何如人乎。先生之前身、惟先生之日記知之。其兄弟朋友、道先生之半生、皆不能精確。然訪之東海道三河國豐橋市、更進而至於渥美郡田原町、則有知先生之幼時者。先生居胎不足月、約八個半月而誕生、幼時虛弱多病、父母皆慮其長而不能充足發育云。

突然感觸而生心之變化

先生十三四歲時、其心之狀態突然全變、此事先生嘗言之。若令宗教家神祕其說、則可謂觸於神靈而得自覺者。先生不作是語、惟曰『心變』而已。但此心變、爲改造先生心身之大原動力、最宜注意也。先生心身由此一變心果如何而變乎。蓋由黑暗而變爲光明也。此已變之心之狀態。恰如雨過風清、晴天無翳、旭日曈曈、光芒萬丈、即心無紛擾之平和光輝也。此心即改造先生心身之大原動力也。

少年時代所得之靜坐心

當時先生何知靜坐乎。不惟不知靜坐之形、且未嘗稍萌是心、然此心即今日所謂靜坐之心也。此常光輝之平和心、爲岡田式靜坐之理想處、又爲靜坐之彼岸也。使人之品性美、肉體美、並行發達(即精神精力充實、又心身健全發達)者、實此心也。使人無病、使人安居極樂之現世、使人遂自然之大往生者、其主一之原動力、亦此心也。

靜坐法由此產出先生之心由自覺而變。當時本不願以此示人。繼思如何宣布之乎。我依自覺得之、人無自覺、將奈之何。百思之餘、乃得此靜坐法。故靜坐法之目的、在自然明白。孩童與無學者、皆可由靜坐法而達彼岸。蓋欲達彼岸、而靜坐法乃最眞直、最平坦、最安樂之理法、爲先生所創造、實驗、而證明者也。

二十餘年之研究

先生自心變以來、其性格大爲變化。尋以鞏固不動之信念、依自覺而得之修養大本告之友人。友人以先生之說出乎意表、無一信者、至以『變人』目之。而先生殊不介意、職業之暇、力圖此信念之發展。嘗讀老、莊、孔、孟之書、復涉獵佛典、耶穌教書、及歐美思想界哲學界之名著、與己之信念比較對照、或否定之、或據以琢磨自說。後更遊歷歐美、比較東西洋心身修養法之異同得失。依其實驗之結果、遂深信人間之理想修養法、不外乎此、乃於數年前歸日本、傳授靜坐法。

先生友人中見今日『岡田式靜坐法』之聲、震動全國、回憶當年不信其言、至目之爲「變人、」嘗不勝感歎焉。距今十餘年前、先生體格、異常瘦弱、今則魁梧雄偉、迥非昔比。聞先生有一舊友、於日暮里本行寺之靜坐舍、過訪先生、相見幾不相識。始知靜坐法改造人身、厥功甚偉、爲之驚歎不已。先生嘗對人言、余不敢爲人師、不過與同志共同修業而已。此殆先生之謙辭、但先生非徒謙遜者、觀其無限之發展力、不盡之向上心、知其非虛語也。然則先生今後之造詣、實有不可測度者矣。以常人之眼觀之、先生之體格、在日本人中殊無其倫、謂之理想的健康體、誰曰不宜。

先生體格之雄偉

先生端坐如巨巖拔地、直立如老樹參天、其腰部及下腹部、圓大如臼、且富強靱之彈力。立時坐時、重心常安定於此處、雖推之挽之、亦不動不倒。胸部亦圓大如樽、至於司生命之肺臟、司血行之心臟、其堅強活潑、亦可想像得之也。

先生筋肉之圓滿發達

先生體格雄偉、而又毫無圭角、圓滿之相、有如此者。其四肢五官之筋肉、異常發達。且體胖之人、大抵由於脂肪過多、而先生則無是病、全由筋肉之圓滿發達所致。其發達之狀態、非柔軟之發達。乃堅韌之發達也。先生不取鍛練筋肉之特別運動法、然其筋肉堅固而有彈力、以指摘之、如觸硬橡皮、必爲所彈而脫焉。

肉體美所發之全身色澤

人當浴後、則髮膚頓覺鮮美。蓋溫浴能促血液之循環、血行迅速、故一時增其色澤也。然岡田先生自朝至暮、無時不見其鮮美之色澤、非若他人必浴後始有此者。顏如朝霞、髮如膏沐、慕先生之風采者、不得不兼慕其肉體之美也。

丹田爲先生精神精力之寶庫

以常人之識、欲測先生修養之深、不如觀其腹。先生之下腹部、即所謂氣海丹田者、乃其偉大人格重心所在之寶庫也。彼處緊張而富彈力、在先生體格中最爲壯觀。其狀如大球、人試以拳竭力押之、毫不凹入。若先生拔去丹田之氣、則拳可深入、蓋緊張時與弛緩時之差甚大也。深入之拳、雖使對手用全力支持、而先生一吐微息、則拳在腹中、如礮彈由礮口噴出、對手者之身、且倒退數武矣。雖無知者見之、未嘗不歎先生之活力精

力氣力皆集中於此處也。下腹、膨脹、故其臍眼向上。寤時腹硬如球、寐時腹軟如綿、

靜如林疾如風之態度

先生之舉止、頗有靜如林疾如風之概。其體格之雄偉、已如前述、而其輕捷尤爲可驚。先生登山如履平地、坐立之時、飄然如簞瓢之浮水。蓋世所謂偉丈夫者、其體之重心不能安定、頗缺統一之力、故體愈胖、則運動愈難。先生則重心安定、力集於體之中央、故體之上下極輕也。

悠悠不迫又無分寸之隙

先生體格如不倒翁、雖推之不倒、以重心安定故也。例如立於電車中、忽然開車或停車、亦不至踉蹌。又如乘人力車、當疾行時車忽顛覆、亦不至隨車傾倒。蓋重心安定之修養、用力甚久故也。先生常若不用意、而常用意。常若四方開放、而無分寸之隙。常若洋洋大海、而又滴水不漏。此其所以靜如林而疾如風也。

精彩烱烱之眼光

觀先生之眼、全身精彩、露於雙瞳、譬猶室內燈火、光映玻璃也。淸如明鏡、不染一塵、又非烱烱四射、令人可畏、蓋溫柔圓滿之和光也。故其光可親而不可狎、直如秦鏡高懸、照人肺肝矣。夫血不足則目瞬、先生之目、幾乎終日不瞬、雖白刃閃於前、亦若熟視無覩。當其危坐時、氣度雍容、而全身精力均集於下腹、故能目不少瞬。其視外物、頗有獅踞高巖、睥睨羣羊之概。蓋其精神與精力之充實、可於其眼腔窺之也。

自腹而出之大聲

先生之聲、非出於咽喉而出於腹。如熔岩自火山口噴出、聲震遠方者然。雖平常談話之聲、亦響徹四座。無論何時對於何人、亦無少變。蓋其爲人光明正大、俯仰無愧、所謂實大聲宏者是也。

先生之日常生活

窺先生日常生活之一斑、亦足見其精神精力充實之人格、更以鮮明之色彩、映於吾人之眼。先生今日所經營之事業、爲日本人格之根本改造。舉世滔滔、舍本逐末、不知所歸、承文明之餘弊、當爭競之劇烈、因之敝精勞神以圖補救者、實繁有徒。而先生之目的、則在對於此等同胞、養成其剛健之人格、可以賦與生命、可以尅制自然、可以包容萬物。欲達此目的、惟有靜坐之一法、此則先生之自信者也。先生以此爲天職、故其日常生活、除圖靜坐法之普及外、別無他物。

先生一日之勤勞

今日忙碌之人、殆無過於先生者。現時東京延先生教靜坐法者、無慮百數十處。或在私宅、或在俱樂部、或在寺院。每處少則數人、多至二三百人、每星期至少參坐一次。若日暮里本行寺之靜坐會、則每晨舉行。此等靜坐會、以每星期舉行一次計算、則平均每日亦有十數次之多。每處所費時間、至少須四十分乃至一時、每日十數處之周旋、殊不易易。況先生無無謂之應酬、無名利之觀念、惟以教人靜坐爲義務。自他人視之、誠爲困難。而先生樂此不倦、毫無困難之感。

可驚之精力

日暮本行寺每晨六時開會。先生每晨五時早饍、屆時即赴本行寺。依每日預定之時間表、歷巡各處。終日奔馳、至夜深十二時或過十二時始歸。乃出其日記、將日課及靜坐之重要事項詳細記入、入浴然後就寢。眠時僅四時、至四時半即起。浴後、預備日課、乃出。雖星期、祭日、年節亦不休息、如此行之已四五年矣。在不知先生者聞之、以爲非出於自然。然先生行之有年、不言其苦與疲、實則並無所謂苦與疲。由其精神精力充實之人格、發爲此可貴之事業也。

極樸素之居室

先生爲獨身者、寄居友人家一斗室中。其弟子中、爲貴族名流富豪者不可勝數、以正式手續、入各處靜坐會者、無慮二萬人。先生本一書生、至今依然不改其生活。衣服惟四季洋服各一襲、有冬一裘夏一葛之風。食物惟飯與醬菜二者、既無不食之物、亦無嗜食之物。早夜入浴二次、且無須溫浴、最近三四年中、已無溫浴之舉矣。

與自然同化之生活

先生之生活、非以修養之故而行克己禁慾主義。以今日之先生、並無所謂克己禁慾也。克己禁慾皆爲抑制小我之一法、先生忘小我而重大我、有宰制自然萬物同化之概。常人克己、非加精神的縛束不可。而先生則行所無事、反有一種快感焉。先生視奢華樸素、一切平等。既爲平等、則以經費最省、工夫最少、之樸素生活爲宜。常人食之無味者、先生以爲至味。常人思之最苦者、先生以爲至樂。寒暑常人之所畏也、而先生則無時不自適。此即與自然同化之謂也。如此生活、由他人觀之、必以爲一種苦行。然苦行者、謂心意與自然交戰之狀態。而先生之生活、非與自然交戰、乃與自然同化也。

先生不信有病

先生之生活、得與自然同化者、乃依靜坐之心、而遂精神及生理之偉大發育也。夫實驗爲自信之母、先生則自信終身不至有病者也。人之所以有病者、以其違背自然之法則、不獲圓滿發育所生之障礙也。靜坐爲人類循自然之法則、遂圓滿之發育之大道。積靜坐之功者。不得有病、先生之深信也。此深信、卽使先生精神精力益加充實之泉源也。

先生不信有死

先生既不信有病、故又不信有死。人類若遂其完全發育、迨生理的告終、非死也、乃熟也。如果樹然、抽芽、發葉、開花、結實。若發育不完全之果實、則未至熟時、卽腐而墮、腐者病也、墮者死也。今之所謂人死者、卽果實之腐而墮者也。夫人有自然之終、有不自然之終。不自然之終、斯有種種痛苦、而自然之終、乃人格成熟之極點。恰如果實成熟、自然乾枯、長眠而逝、並無何種之痛苦。此先生對於肉體告終(卽人生之最後)之確信也。然欲達此目的、惟有靜坐之一法。見先生者、覺其氣象常新、殆有萬壽無疆之概者、由其不信有死使之然也。

修養之極致眞空的人格

先生之言論丰采、無時不見平和安泰、而現玲瓏之狀態。此無他、不過由其心意狀態發露於外而已。然則先生心意之狀態果何如乎、此非吾輩所能測其涯涘、惟考察先生修養之理想、實以忘我爲歸宿。夫人世之眞幸福、不在富貴、亦不在權勢與名譽、惟在破除我執、置身於忘我之狀態、以與絕對的宇宙、冥合無間而已。吾人之心理狀態、二六時中、皆爲時間空間所紛擾。由此觀念而起差別、迷妄及我慾。凡此、皆原因於執着、而精神遂欠統一、故其心不得平和、安泰也。精神不統一、心不平和、則肉體之細胞機能、亦因之不統一、生理作用、不克調和、凡百疾病、自此生矣。苟能精神統一、心境平和、則肉體不期健全而自健全、此先生之信念、亦先生之實驗也。夫靜坐之堂奧、在乎忘我、在乎心境眞空。心境眞空、則如明鏡止水、一切煩惱、一掃而空、人生固有之靈知靈能、自然呈露。眞正之常識、必如是始發達。乃成向上之人格。而使心境眞空之道、卽靜坐是也。先生之心、卽二六時中靜坐之心、眞空之心、忘我之心、絕對之心、普徧之心也。常存此心、則人格之優美、自然發於外貌、猶宇宙之精靈、發爲日月星辰山川草木之莊嚴世界也。然則先生之人格優美、亦不過此心發現於外而已、此即品性美肉體美之眞詮也。此即靜坐與所謂深呼吸法、或腹式呼吸法大異之點也。

如對春風

先生之心境、既如前述。其盎然現於面者、直如光風霽月、靄然可親。與之相對、如坐春風之中。無論何人、於何時何地見先生者、其氣象莫不如此。非先生故作嬉笑之態、而春山迎人、自有一種和悅之色。蓋其七情調和有以使之然也。七情調和、即靜坐之極致也。

先生之前無論議之餘地

以上略述先生之優美人格、此人格由靜坐之心(即平和之心）而生者、則靜坐可收人生修養之大效明矣。先生本身作則、以己爲靜坐之本體、而圖普及。先生之前、實無議論之餘地。凡欲行靜坐者、不可不先知岡田先生之事略也。

以下說明靜坐方法。

第二篇　靜坐之方法

姿勢之正定與呼吸之調節

欲入靜坐之門、宜先知二要義。一曰正姿勢、一曰調呼吸、是爲入門之兩關。

姿勢呼吸、均包於靜坐之中。蓋靜坐法與呼吸法本無二致。正姿勢、調呼吸、爲靜坐之二關門、靜坐其堂奧也。靜坐之原理、詳第四篇、茲先說明靜坐之方法。

靜坐中兩足之重疊

（一）宜先端坐。

（二）宜疊足而坐。

（三）疊足時、左足在下、或右足在下、可依其人之習慣。

（四）靜坐中、在下之足痛時、可上下更換。

（五）疊足之背。務必高深適宜。

（六）初行時恆苦其足痲木。痲木則兩足交換。若痛苦不可忍者、則暫休息、俟痲木去後再坐。

静坐中膝之分開

(一)膝頭勿令接觸、宜少分開而坐。

(二)股少分開、則體之重心自定於臍下。

(三)分開不宜過度。

(四)分開兩膝、重疊兩足(須高深合度)而坐時、恰如置身於彈簧之上、乃佳。如是則體可得鎮定。此爲靜坐之要著。

靜坐中之腹部臀部胸部

(一)坐時脊骨宜正直。

(二)脊骨正直有三要件、一爲出尻而坐、二爲鎮定下腹而坐、三爲降落心窩而坐。

(三)出尻鎭定下腹而坐之形式卽短其膝而坐之形式。是使重心安定者也。

(四)尻不出、則脊骨曲、姿勢崩。

(五)靜坐中、下腹無須更着力、蓋上述之形式不崩、則重心安定於下腹、而力必集於此部、此自然之勢也。

姿勢中岡田式特別之要點

(一)降落心窩一節、爲其他呼吸法所忽略、而岡田式所最注意者也。其理由詳第三篇、是爲岡田式特別之要點。

(二)降落心窩者、謂脫其處之力、而使之輕也。蓋不脫心窩之力、則全身之力不能集於下腹部、重心即不得安定矣。

(三)詳言之、不降落心窩之姿勢、胸必擴張、即反身之姿勢也。反身之姿勢、不健全之姿勢也。

(四)降落心窩之姿勢、即不張胸之姿勢、不反身之姿勢也。

(五)不倒翁爲降落心窩之姿勢。觀不倒翁之姿勢、即得降落心窩之解矣。

(六)出尻鎭定下腹而坐、無論如何降落心窩、其脊骨亦無屈曲之處。若反身之姿勢、轉使脊骨向外屈曲矣。

靜坐中兩手之安置

（一）兩手宜輕握置於膝上。

（二）握手法、宜以一手輕握他手之四指、使拇指與拇指成交叉形。

（三）以左手握右手、或以右手握左手、可隨意爲之。

（四）置手之處、視手與體之配合何如、不必固定。或置於膝上、或置於股根、或置於腹下、（如大腹之人）任其自然可也。

(五)握手之手及被握之手、均不可用力。

靜坐中顏目口及呼吸

(一)首宜直、面宜正。

(二)眼宜輕閉。

(三)口宜噤。

(四)呼吸均宜用鼻。

(五)靜坐中宜用正呼吸。(呼吸詳第三篇)

(六)初修者行正呼吸、往往難得自然。此種人靜坐中可作普通呼吸。呼吸之調節、宜在平時。(靜坐以外)其詳見呼吸法。

靜坐中之心境

(一)靜坐時、勿思何事、勿求何物。

(二)勿求却病、勿求健康、幷拋棄一切之期望。

(三)坐禪者往往求無念而靜坐則無念亦不可求。以求無念、即不得無念故。

(四)勿求達彼岸。如扁舟放乎中流、停櫂棄柁、任其所之。

(五)外界音響入耳、勿起妄念。但留神不及、勿強掃除、致生煩悶。

(六)坐時當如草木、毫無所求、而有欣欣向榮之態。

（七）靜坐本無所爲、無所求、但確信靜坐必能導吾於可到之處。靜坐之要、惟此信仰耳。

靜坐中身體之動搖

（一）靜坐日久、則體內發生一種動力、使身體自然動搖。動搖之狀態、因人而異。但無論如何動搖、聽其自然可也。

（二）動搖雖烈不足驚、毫無動搖不足憂。動搖之來、乃自然也、不可抑之。動搖不來、亦自然也、不可求之。總宜純任自然、不加人力。

靜坐之時間

（一）靜坐之奧義、不在形而在心、故欲達其道、非行、住、坐、臥、終日靜坐不爲功。雖然、修養之初、不可不由形而入。故每日至少亦須靜坐一次。

（二）靜坐時間以長爲貴。然每日僅坐三十分鐘、行之有恆、則其效亦頗顯著。

（三）忙碌之人、可坐三四十分鐘。若能坐至一時、更善。

（四）每日靜坐時刻、無論何時皆可、但以朝起後爲最得宜。

（五）將就寢前、略坐片時、（十五分或二十分鐘）亦有效。若以起牀後之靜坐爲主、就寢前之靜坐爲副、一日静坐二次、則收效更大。
静坐適當之時刻
（一）静坐時間、以午前六時至七時半之間爲適當、其重大理由如左。
（二）淸晨睡覺、可先在牀上摩擦下腹、以調節呼吸。（詳呼吸篇）
（三）次通便。
（四）次盥嗽、然後静坐。
静坐中之感應道交
静坐以六時至七時半爲適當者、因此時刻、爲岡田先生在日暮里本行寺指導靜坐之時刻也。夫靜坐之妙、在乎感應道交。學靜坐者、雖獨坐亦可臻妙境。然靜坐於先生前、則收效更速。此即感應道交之妙理也。是故不能參坐於先生之前者、宜於先生指導靜坐之時刻行之。蓋斯時超越距離之空間、而所得之感應、亦如參坐於先生之前也。

平時行住坐臥之姿勢

（一）靜坐之姿勢、（胸·腹·臀）無論行、立、坐、臥、皆保持之、勿使傾側。

（二）勿盤膝。（按此就日本風俗而言）

（三）平時氣宜張、其心宜無絲毫之隙。蓋氣張心正、則血行圓滿、而端坐乃爲最安樂之姿勢。若氣弛心虛、則形不整、形不整則血行不能圓滿、且患痲痺而氣分不舒、如此者、則端坐爲最苦痛之姿勢矣。

第三篇　正呼吸

正呼吸之調節

前篇述靜坐方法、謂初修者於呼吸之調節、強弱、大小等、一切可勿勞注意、是非靜坐中之呼吸、可以隨意之謂。蓋勿勞注意之意義、與隨意之意義迥乎不同也。就嚴格意義言之。非調節健全呼吸（卽正呼吸）之人、不能得靜坐之妙理。故靜坐時不可不行正呼吸。惟初入門者、對於正呼吸、鮮能臻乎自然。勉強行之、亦無所益。故初修者、靜坐中不勞注意呼吸、可於靜坐以外調節之。調節呼吸、祇須日常注意、則不久卽成習慣。至靜坐時、可以毫不用意、自然而成健全呼吸矣。請先說明正呼吸、次說明調節正呼吸之日常用意。

正呼吸法

(一)正呼吸者、當吐息時、氣充於下腹部(臍下)腹力自然凝集。

（二）其結果、至吐息時、則下腹膨而堅、力滿而張。

（三）臍下氣滿時、胸部空虛。

（四）吐息緩而長。

（五）吸息時、空氣滿胸、自然膨脹、而臍下因之微縮。

（六）胸膨脹時、腹非空虛。蓋無論呼氣吸氣、宜使重心安定於臍下、此處氣力、乃無一刻不充實焉。

（七）吸息宜短。

（八）健全之呼吸宜平靜、使他人見之不易分辨。改變平常之呼吸

行人生自然之呼吸者、是爲正呼吸。靜坐中行此呼吸、

非出於勉強而出於自然、此卽靜坐之呼吸也。然常人之呼吸、多與此相反。吸時腹膨、吐時腹縮、實非正呼吸也。故靜坐者、不可不改變呼吸之習慣、是爲附帶之一要件。

此呼吸何故得謂之正乎

呼氣時注力於臍下者、何故謂之正呼吸乎。蓋在胎內健全發育而產出之嬰兒、其特色爲息貯。(貯氣於腹中)卽閉口呻吟、膨脹下腹、使力充滿於臍下是也。夫嬰兒之所以息張者、乃其將登發育之途、以其呼吸力、行發育所必須之自然作用也。呻吟卽嬰兒之吐息。(呼氣)可知吐息時、使力充滿於臍下者、乃人生之初自然之正呼吸也。

強者之呼吸與弱者之呼吸

謂息張爲人生之正呼吸者、以其爲本來之呼吸也。此呼吸不惟嬰兒時代所固有、而畢生皆宜行之。質言之、即吐息時、使力充滿於臍下之謂也。夫使力充滿於臍下者、雖若由於用吸氣、而實由於用呼氣、此乃自然之正呼吸、不可不察也。臍下之力、不可須臾拔去。(理由詳重心篇)故吾人必常以呼氣使此處之力充實。此所以宜改變平常呼吸而爲正呼吸。臍下腹力充實之人、即重心安定之人、行此呼吸、可出於自然。反之重心上浮之人、即腹力拔去之人、不得行此呼吸、乃爲反對之呼吸也。嬰兒之弱者、始爲反對之呼吸。及病襲之、永不得爲正呼吸矣。

身體強健而下腹突出者、熟睡時鼾聲如雷、其吸息強而短、宛如唧筒之吸水、吐息緩而長、同時其腹膨脹。是爲健康者之呼吸、即正呼吸也。人生之呼吸、無論寤寐、皆宜變爲此種呼吸。

歐美人之體格、較東方人之體格、爲健全發育者居多。

因之歐美人大半得此正呼吸。行此呼吸之歐美人、必爲重心安定、腹力強壯之體格。

呼氣與精力發揮之關係

凡人抵當外物之際、其充實於臍下之精力、不於吸氣時發揮、而於呼氣時發揮。如劍客之舞劍、力士之揮拳、兵士之衝鋒、匠人之運斤、畫工之落筆、其最初之第一動作、皆必爲吐氣時、是也。他如音樂家之發美音、奏樂家之吹彈樂器、演說家之振雄辨時、亦莫不然。蓋抵當外物之時、即須力之時。所須之力、即臍下丹田充實之精力、當此之時、即宜以呼氣張其腹部。由是知健全呼吸法、在乎吐息時使精力充實於臍下、其事益明矣。

正呼吸之練習法

先生所教之呼吸、惟在使人變爲正呼吸、而常行其所謂息張者。練習乃爲初修者之便宜說法。蓋初修者之呼吸調節、有二種緊要方法。一爲此呼吸之練習。一爲此呼吸之常習。所謂練習、乃暫用以調節呼吸助成習慣者、非必常時行之也。請先說明之。

（一）宜正其姿勢（與靜坐同）而端坐。

（二）呼吸時正其姿勢、同時振作精神以鼓起氣力。

（三）放輕上體下體、與靜坐同。

（四）宜由鼻呼吸。

吸息時之心得

（一）吸息宜短。

（二）鼻息之聲、不可暴急。

（三）吸息時胸部膨脹、此時下腹當略收縮。

（四）下腹之收縮、宜一任自然、不可加以人工。蓋胸膨則下腹收縮、實自然之理、不可故意使之凹入。

（五）吸息時、其姿勢宜與靜坐相同、決不可張其心窩。

（六）吸息時不可故意張其胸部。

（七）張胸決非所以發達肺部。張胸之人、其肺扁平降下心窩以呼吸之人、其肺圓滿發達。岡田先生之胸圍。十餘年來、增加一尺五六寸。

（八）練習此呼吸之目的、不在深呼吸、惟在圖呼吸之調節、故不必極力為深吸息。

吐息時之心得

（一）吐息宜緩而細、靜而長。

（二）吐息之長、宜先練習、漸漸加至一分時行一呼吸、當亦不覺其苦。

（三）吐息之緩、以幾乎不辨息之出入為上乘。

（四）吐息時宜徐徐入力於下腹。

(五)所謂下腹膨脹者、乃加入氣力、則自然得膨脹之結果。其目的不在膨其腹、在因呼氣、使其力充實於臍下、而安定重心也。

(六)呼氣時、入於臍下之力、宜次第增強。而呼氣與腹力、均宜盡其所能而後已。

(七)呼吸中決不可使息停止。

(一)吐息時宜嚴守靜坐之姿勢、心窩宜全然降下、使降下心窩之重大理由

力不入於此處。

(二)靜坐之人、(多爲初修者)有入力於下腹時、其心窩

堅硬者。如此、則終不能收靜坐之效。

（三）弛胸之姿勢、爲岡田先生獨闢之要點。忽略此點之呼吸法、或轉有害。如彼深呼吸之吐息時、有因張胸而猝倒者、即坐此弊也。

（四）張胸吐息時、重則有血液逆流之患、輕亦壓迫心臟之活動、致血液循環不良、雖不猝倒、亦必有胸悶之苦。

（五）張胸吐息時、則在臍下之重心、上浮於胸。如此修習者、是錯亂之人也。

（六）弛胸修養者、爲平和圓滿人、與張胸修習者迥異。

所謂差之毫釐、謬以千里也。

（七）力士之體格、於此點非常欠缺。彼等張胸而學習、致血液之循環不克圓滿、年過三十而精力早衰者、乃恆見之。若其姿勢合於前述之要件、則雖四十以後、精力亦可保其不衰。

（八）降下心窩而吐息時、雖極力吐息、亦決不覺有胸悶之苦。

上體下體之力必須拔去

（一）因欲入力於臍下、則決不可全身用力。

（二）入力於臍下者、集全身之力於臍下之謂也。集全身之力於臍下者、即拔去上體下體之力之謂也。拔此上下之力、乃靜坐時呼吸時最宜注意者也。

（三）關於此點、可參考不倒翁之理法。

呼吸練習之時刻

（一）呼吸練習之時刻、一日中以何時爲宜、無須特別規定、惟擇精神易於集注之時爲最善。

（二）照前章所說、靜坐時之前後練習之、爲最善。

（三）可於靜坐前或靜坐後之五分乃至十分間行之。

（四）呼吸之度數、每一次約一分時。

（五）練習宜在空氣清潔之處、惟此與深呼吸法不同、專爲調節呼吸、非以空氣爲必要條件也。

(六)若能終日行正呼吸、得所謂息貯(用力使氣、貯於腹內、義與前同、不過此係人工耳)者、則此一時的練習、可以無需。

日常呼吸與時時充實腹力之用意

世人之呼吸、與正呼吸反對者爲多、故調節呼吸、宜行此一時的練習、而日常呼吸之調節、與時時用意充實腹力、乃尤要也。說明於左。

(一)平常之用意、不必如深呼吸之專注、祇須照上所述方法、調節呼吸、使吸息短、吐息緩而長、而吐息時、宜刻刻入力於腹部。

（二）腹力自晨起至夜眠、不可須臾拔去。

（三）平時宜張力於腹而呼吸。

（四）因時時吸息變換之故、可略作深吸氣、此時臍下宜少收縮。又使腹力充實、繼續行之、可得生身。

（五）不拔去腹力者、不弛氣之謂也。宜時時如貓狙鼠、使全身精力充實於臍下、不可須臾懈怠。

（六）既使腹力充實。同時又宜減少轉瞬。蓋轉瞬多者、血行不良、氣力不充實之證據也。

（七）欲終日不拔去腹力、非常時竭力實行不能養成習慣。以上僅說明方法、若與下章說明之原理對照、則其意義之所在、更可瞭然矣。

第四篇　靜坐之原理

人生發達之根本

靜坐之方法、前已言之。而靜坐之原理果何如乎、欲知此原理、宜先察草木之如何發達。明乎此、則靜坐之理、不待煩言而解矣。草木莫不有根、根正而固、則自能引水上昇、吸收養料、而遂其生長、故根者草木發達之本也。然則修養其本、爲草木之暢茂發達、所不可缺者。吾人欲其體之健全發育、可不修養其本、使之正且固乎。古人云、本立而道生、靜坐者、即循乎自然以立其本者也。

身心健全發達者、固有種種之要素。而此要素、又由吸收種種之營養。然欲吸收此營養、不可不有正而且固之根。故培其根者、人生發達之大本也。靜坐之於人身、猶根之於草木也。

鬱鬱之幹、灼灼之花、纍纍之實、此果樹之健全發達也、而此發達、即其根之力也。惟人亦然、根正而固、則其肉體之美、宛如玉樹亭亭、智識之美、無異名花爛熳、品性之美、亦若佳果成熟、凡此皆由其根使之然也。而靜坐者、即培其根之道也。

重心之安定

所謂人生發達之根、即指身心之重心而言。重心爲身心之主宰、古今英雄豪傑、未有重心不定、而精神精力能充實者。立人生發達之根、即安定此重心之謂也。多食滋養物、未必能強健其肉體、讀破萬卷書、未必能磨勵其精神、其根本之第一義、惟在重心之安定。重心安定、而後食物可爲肉體之營養、書籍可爲精神之滋補。

重心爲中庸之主

重心者中庸之主也。凡物皆有重心、失其重心、則失其中庸而物不安、得其重心、則得其中庸而物乃安。此理學之法則、實自然之法則也。不倒翁之不倒、高塔層樓之不傾、皆循重心之法則而製造者也。蓋重心安定、則得其中庸、得其平均。人之身心、亦不能逃此法則也。

身心一致之理

人之心與身、諦審之、玄之又玄、實由不可思議之關係而成立者。心身本爲一而非二。蓋就其末觀之、則心爲心、身爲身、明明有區別、而溯其原、則心身實歸一致也。

試舉淺近之事實證之、凡人受物驚時、心亦爲之驚悸。畏霍亂病太甚者、無黴菌之傳染、亦患泄瀉。心凝則嚴寒可以入水、憂深則一夜可以白頭、凡此皆身心一致使之然也。夫身心既不能離而爲二、則其同爲一本明矣。今人多欲強分之、故有精神修養法與肉體健全法之別。而於其一致之根本、反不加修。此今日之教育、所以對於身心健全之發達、勞而寡效也。所謂身心一致之本、即重心是也。

重心之安定與肉體之健康

人體之組織、極複雜、極精微。以今日進步之科學、研究此複雜精微之組織、不過僅窺其門牆而已。且此組織、純係自然、不假人工、其所以活動者、實循夫天然之法則。吾人欲調節此組織、惟有順其自然而不逾夫法則焉。其能收調節之效者、則重心之力也。人體依重心而得中庸、保調節。重心安定、(卽重心鎭定於下腹)則身心如國家強有力之政府、坐鎭中央、全體之組織、依此中央政府、而成鞏固之統一、命令如流水之行、各部機關、皆完其本然之任務。因之血液循環、常覺圓滿、雖神經之末、毛髮之端、而營養無不普及。且新陳代謝、亦頗迅速、體內無邪氣惡血之停滯、故能疾病不生、雖生亦可不藥漸愈。由是筋肉發達、皮膚潤澤、而呈肉體之健康焉。若重心不定、(卽重心上浮)則全身各部之機能、失其調節、血液運行、不能圓滿、致肉體起種種故障、而生疾病、至重心亢上時、卽病死矣。

重心之安定與精力之集中

重心不定之人、酷似分裂之舊邦。中央無統一之大勢力、遂至全國騷然不靖、而又無定亂之力。國非無兵、且合全國計之、爲數甚多、但無統率之力、故陷於尾大不掉之狀態。重心不定之人亦然。非無精力、惟無統一全身之精力者、故散漫而不集中。以散漫之力出而任事、直疲勞而屈撓耳。苟能重心安定、則全身精力、集中於此。一旦有事、以其集中之精力當之、必綽綽然有餘裕矣。

重心之安定與七情之調和

肉體依重心以保調節、精神亦依重心以保調節。人與外物接觸、則感動七情。七情發而中節、而後可得人生之幸福也。然則如何而得七情之調和乎。曰、在得心之中庸而已、如何而得心之中庸乎。曰、在使重心安定而已。蓋重心安定、則不可悲者不悲、不可驚者不驚、不可怒者不怒、當事而神不亂、膽不怯、常有泰然自若之概、斯得七情之調和矣。否則失其重心、七情不得調和、而精神爲之昏亂矣。夫修養不足者、少遇艱難、即焦躁煩悶、不可終日。因之分別決斷、皆失其宜。此即重心上浮之所致也。

重心爲身心一致之點

謂體之重心與心之重心有差別者、非也。蓋重心通身心而爲一。此一之重心安定、則心泰體康、同時皆得。反之重心失其安定、則心泰體康、同時皆失。所謂神經衰弱病者、即失一之重心、遂生身心共同之故障、而成共同之疾病、此最顯著之實例也。要之重心惟一、一則身心共貫、由是可知身心一致之關係。而精神之健全與肉體之健全、融合一致之理由。亦愈明矣。據此理由及事實、則重心實爲掌身心中庸之中央政府、卽操身心健康之最上權力者也。

重心安定法

於此問題更進一步、則如何爲重心安定之法是也。夫吾人重心安定之處、宜以臍下（卽下腹）爲其首府。無論臍下之狀態如何、而重心之狀態、常覺安定、則全身之力、集中此處、臍下膨脹而堅、且富強靭之彈力、此重心安定之現象也。

古之所謂豪傑之士、往往就重心安定法、身體力行、且筆之於書、所謂張力於氣海丹田者是也。張力於氣海丹田、爲安定重心所不可缺之要件。(但古人方法、於姿勢呼吸、不甚研究)如呼吸篇所述終日作生身之姿勢、張力於臍下者、即重心安定之要件也。若以此理與呼吸篇所述方法參考之、則讀者必更了然於心矣。雖然重心之安定、此猶未足也。

靜坐與重心之關係

吾人既知身心一致之本、則安定重心之法、若僅使臍下爲肉體機械之張縮、自不得十分鎮定。必也心神平和、而後重心乃得安固、無動搖之患矣。缺乏修養者、脫離紛擾、自覺胸次廓然、馳逐劇務者、還居山中、自覺腹部泰然、此非胸與腹之鎮定、乃重心較前爲鎮定耳。重心何以鎮定、乃其心較前爲平和耳。然則心之平和、與重心之安定有重大關係、從可知矣。

靜坐爲最後之重心安定法

常人重心不得安定、實難得其心之平和、此靜坐法之所以不可缺也。靜坐者不求何物、不思何事、如萍浮水、如月懸空、是爲眞空之靜、絕對之靜、靜之又靜、心之平和、自然即得。初雖一時行之、而能每日繼續、一時之心、即不斷之心也。如是、則其重心漸歸安定矣。參考靜坐篇所陳方法、及初篇中岡田先生身心發展之原動力、則此理更易明瞭。要之靜坐惟在心定氣靜、心定則重心自然安定、重心安定、則氣益靜矣。靜坐與重心互爲因果、吾人宜完全其作用也。

靜坐愈病之理

靜坐可使身心健全發達、又可使發達不健全之人、改造其身心。靜坐之目的、本不在治病、亦不在增進健康、而其結果、乃可却病強身、此亦自然之理也。

人之疾病、有由遺傳或生來之缺陷、意外之毀傷所致者、可勿論矣。通常疾病、其根本原因大都發於精神之不統一、重心之不安定。蓋血液循環陷於不良、疾病之所以生也。血行既惡、則於某局部血液停滯、或於某局部血液不足、過多與不足之處、皆不能受充足之營養、由是而起故障、而生疾病焉。然則使血行圓滿之道奈何。曰以精神之平和、重心之安定、爲最大要件。此據科學之研究、又徵諸實驗、而無可疑者也。欲得此結果、靜坐實爲最有效之方法。

一般人錯誤之衛生思想

近世醫學之進步、超越他種學術、殆有人定勝天之概。雖然、吾人尊敬科學、又不可不尊敬自然之法則。蓋醫學之進步、吾人固受其賜、而對於維持健康之自然大本、尤宜注意。若因醫學之進步、忘人生發達之大本、拘於科學萬能之謬見、惟醫學之力是賴、則其人可謂已失其生命者也。今人多不知修此大本、譬之居宅、梁柱欹傾、而居是室者、徒事補苴罅漏、即以爲盡修繕之能事、此大謬也。然則如何而可。曰非正其基礎、加以改造不爲功。人生之大本亦然、其道無他、靜坐是也。

若夫因靜坐中功深、而能與絕對交通、此非文字所得說明、惟由實行感應之道而自知之。

第五篇　主要之注意

第一　呼吸與靜坐之關係連絡

靜坐之方法及原理、已詳於前、茲就實行上之心得略陳之。

第一爲實行者之迷、謂宜連絡呼吸與靜坐之關係而實行之。此迷之起、由於思考岡田先生之所謂呼吸、有強呼強吸之一方法也。然此與深呼吸不同、惟用正呼吸繼續入力於下腹、行住坐臥、無時間斷而已。但習於反對之呼吸、而難行正呼吸者、宜於靜坐前後、練習強呼吸、則可得呼吸之調節、此即不拔腹力之心得也。至於靜坐次數、可於起眠時各行一次、若有暇時、日行數次亦佳。

第二　終日不可拔去臍下之力

臍下之力終日不可拔者、誠以拔力之時、即拔氣之時、心中生隙之時也。心中生隙、則心與身之狀態皆狂矣。是故自朝起以至夜眠、臍下之力、決不可拔。惟就寢以後、拔之可也。

岡田先生頭一就枕、即成酣睡。凡修養深者、其腹覺時靭如球、眠時軟如棉。相差愈甚。體愈健康。若夫不健全者之腹、覺時固無力、眠後亦不甚軟。其氣力張時與弛時無甚差別。蓋用力乎、拔力乎、均不可得而知之者、此不健全人之腹之常態也。

第三　靜坐與動搖之關係

靜坐者往往易陷誤解、如身體不動搖者、輒以爲此效力薄也、感應少也、而希望其早見動搖。又如衆人靜坐之際、見其中有激而動搖者、則以爲他人動搖、而己何以不動搖、略存焦躁之意。如此皆大謬也。夫動搖之有無遲速、因人而異、不必強同。有初修靜坐之日、即行動搖者。有靜坐三年以上而不見動搖者。前者不足貴、後者不足憂。聽其自然、毫不介意。此靜坐之宜注意者也。

第四　宜忘增進健康之問題

初修靜坐之人、往往以治病或增進健康爲目的、此亦誤也。世人不解靜坐之爲何物、其注意身心之變化、在所難免。然以此希望而修靜坐、不惟不解靜坐之妙味、且無增進健康之一日。何則、如前所述靜坐之妙理、由此而得平和之心、心既變化、體亦隨之變化、此自然之勢也。若執着健康之問題、則終不得心之平和。必忘此問題、而後可收改造身心之效。

第五　求速效之錯誤

次宜注意者、不可求速效是也。大抵初修者之通病、在乎進銳而退速。不知効果之來、有遲有速。若以稍遲而灰心、則大不可也。夫靜坐爲心身之修養法。心身之修養、與食物之營養無異。一息尚存、不容少懈。熱心固不可少、而毅力尤不可無。修養既久、自有收效之一日。語云、欲速則不達。願初修靜坐者、三復斯言。

中華民國八年十一月初版
中華民國二十四年八月[illegible]二版

（27642）

岡田式靜坐法一冊

每冊定價大洋叁角
外埠酌加運費匯費

原著者　岡田虎次郎

譯述者　蔣維喬

發行兼印刷者　上海河南路　商務印書館

發行所　上海及各埠　商務印書館

四五二二上

静坐要訣

〔明〕袁了凡　著

佛學書局　民國二十三年六月初版

靜坐要訣

袁了凡先生著

上海佛學書局印行

靜坐要訣

袁了凡先生著

健六署

大鵬仁兄虔誠誦持
弟昆吾敬贈

袁了凡先生靜坐要訣原序

靜坐之訣原出於禪門吾儒無有也自程子見人靜坐卽嘆其善學朱子又欲以靜坐補小學收放心一段工夫而儒者始知所從事矣昔陳烈苦無記性靜坐百餘日遂一覽無遺此特浮塵初斂清氣少澄耳而世儒認爲極則不復求進誤矣蓋人之一心自有生以來終日馳驟逐物忘歸動固紛紛靜亦擾擾稍加收攝便覺朗然中間曲折無明師指授不得肯綮或得少爲足或反成疾患余實哀之大都靜坐之法其修也有從入之階其證也有自得之實一毫有差永不發深禪定矣吾師雲谷大師靜坐二十餘載妙得天台遺旨爲余談之甚備余又交妙峯法師深信天台之敎謂禪爲淨土要門大法久廢思一振之二師皆往矣余因述其遺旨幷考天台遺敎緝爲此篇與有志者共之

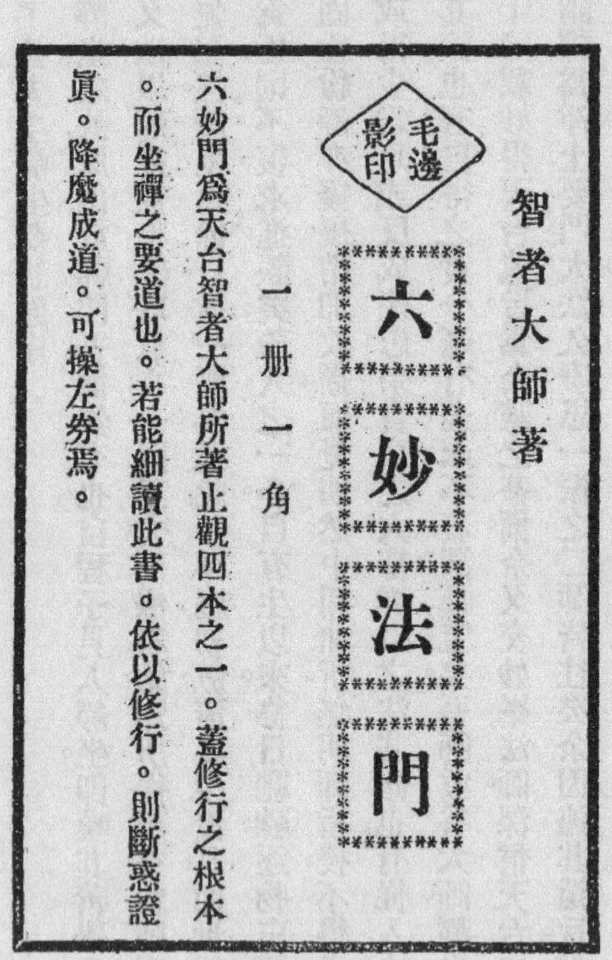

智者大師著

六妙法門

一册一角

六妙門爲天台智者大師所著止觀四本之一。蓋修行之根本。而坐禪之要道也。若能細讀此書。依以修行。則斷惑證眞。降魔成道。可操左劵焉。

袁了凡先生靜坐要訣

辨志篇

凡靜坐先辨志。志一差。卽墮邪徑矣。如射者先認的。的東而矢西。其能中乎。天台有十種邪修。今約之爲四。如學者爲名聞利養發心。靜坐則志屬邪僞。因種地獄矣。如爲志氣昏愚。欲聰明勝人而靜坐。則屬好勝之志。種修羅之因。如畏塵勞苦報。慕爲善安樂而靜坐。則屬欣厭之志。種人天之因。如不爲名聞利養。不爲聰明善業。專爲千生萬劫生死未了。惟求正道。疾得涅槃而靜坐。則發自了之志。種二乘之因。此等學者。善惡雖殊。縛脫有異。其爲邪僻則一而已矣。若眞正修行。祇是仁之一字。以天地萬物爲一體。而明明德於天下是也。釋迦牟尼。以夏音釋之。卽是能仁二字。菩者覺也。度也。薩者有情也。衆生也。菩薩二字。爲覺有情。又爲度衆生。佛氏惟菩薩爲中道。羅漢出三界之外。成不來之果。而佛深惡之。斥爲焦芽敗種。以其不度人而自度耳。楞嚴經云有一衆生不成佛永不於此取泥洹又云將此身心奉塵刹是即名爲報佛恩其旨深矣或曰如此與墨子兼愛何别答曰爲我兼愛皆是好事兼愛是仁爲我是義豈非美德所惡楊墨者爲其執一耳執爲我則不知兼愛而害於仁執兼愛則不知爲我而害於義故孟子惡之耳古之學者爲己儒者何嘗不爲我仁者愛人儒者何嘗不兼愛孔門以求仁爲學脈而未嘗廢義仁義並行而不悖此所以爲中道也不然即使不爲我不兼愛又豈得爲正哉執楊墨與執儒皆病也問曰菩薩之法專以度衆生爲事何故獨處深山棄捨衆生靜坐求禪乎答曰此菩薩所以爲中道也度一切衆生須德高行備覺妙智神一切德行非禪不深一切覺智非禪不發故暫捨衆生靜坐求道如人有病將身服藥暫息事業疾愈則修業如常菩薩亦然身雖暫捨衆生而心常憐憫於閒靜處服禪定藥得實智慧除煩惱病起六神通廣度衆生即如儒者隱居豈潔己而忘世哉正爲求萬物一體之志耳其隱也

萬物一體之志念念不離其出也萬物一體之道時時不錯故以禹稷三過不入之功不能加於顏子簞瓢陋巷之樂者正爲此志無加損也

豫行篇

凡坐禪須先持戒使身心清淨罪業消除不然決不能生諸禪定若從幼不犯重罪或犯已能戒皆係上知利根易於持戒倘惡業深重或屢戒屢犯則謂殘闕之軀不能上進此不聞醍醐妙法而甘於自暴者也法華開經偈云假令造罪過山岳不須妙法兩三行何過不可滅何戒不可持哉學者有三法一深達罪源二大心持戒三不住於戒何謂深達罪源一切諸法本來空寂尚無有福何況有罪種種業障皆由心作反觀此心從何處起若在過去過去已滅已滅之法則無所有無所有法不名爲心若在未來未來未至未至亦無有不得名心若在現在現在之中剎那不住無住相中心不可得如

是觀之。不見相貌。不在方所。當知此心。畢竟空寂。既不見心。不見非心。尚無所觀。豈有能觀。無能無所。顛倒想斷。既顛倒想斷。則無無明。亦無三毒。罪從何生。又一切萬法。悉屬於心。心性尚空。何況萬法。若無萬法。誰是罪業。若不得罪。觀罪無生。破一切罪。以一切諸罪。根本性空。常清淨故。維摩詰謂優婆離。彼自無罪。勿增其過。當直爾除滅。勿擾其心。又普賢觀經說。觀心無心。法不任法。我心自空。罪銷無主。一切諸法。皆悉如是。無住無壞。如是持戒。於一念中。百戒俱完。萬罪俱滅。何謂大心持戒。起大悲心。憐憫一切衆生。妄執有爲。而起無明。造種種業。吾代一切衆生。懺無量無邊重罪。吾爲一切衆生。求得涅槃。而持戒。吾若清淨。卽一切衆生清淨。吾若破戒。卽一切衆生破戒。是故寧此身受刀屠萬段。終不以此身破衆生大戒。如是持戒。最廣最大。何謂不住於戒。華嚴經言。身是梵行耶。心是梵行耶。求身心不可得。則戒亦不可得。是故不見已身有持戒者。不見他身有破戒者。菩薩持戒。於種種破戒緣中。而得自在。知此則戒定慧與貪嗔癡同爲妙法矣。如此持戒。於念念中。卽諸罪業。念念自滅。身心淸淨。可修禪矣。修禪之法。行住坐臥。總當調心。但臥多則昏沉。立多則疲極。行多則紛動。其心難調。坐無此過。所以多用耳。然人日用不得常坐。或職業相羈。或衆緣相絆。必欲靜坐。遂致蹉跎。學者須隨時調息此心。勿令放逸。亦有三法。一繫緣收心。二借事鍊心。三隨處養心。何謂繫緣收心。唐人詩云。月到上方諸品淨。心持半偈萬緣空。自俗人言之。心無一物。萬緣始空。今云心持半偈萬緣空。此理最可玩索。蓋常人之心。必有所繫。繫之一處。漸束漸純。半偈染神。萬妄俱息。故云繫心一處。無事不辦。究貫論之。卽念佛持咒及參話頭之類。皆是妄念。然借此一妄。以息羣妄。大有便益。學者知此。日用間或念佛。或持咒。或參一公案。行住坐臥。綿綿密密。無絲毫間斷。由是而讀書作文。由是而應事接物。一切衆緣。種種差別。而提撕運用。總屬此心。吾參祖師活公案。不參凡夫死公案。又何間斷之有。何謂借事煉心。常人之心。私意盤結。欲情濃厚。須隨事磨煉。難忍處須忍。難捨處須捨。難行處須行。難受處須受。如舊不能忍。今日忍一分。明日又進一分。久久煉習。胸中廓然。此是現前眞實功夫也。古語云。靜處養氣。鬧處煉神。金不得火煉則雜類不盡。心不得事煉則私欲不除。最當努力。勿當面錯過。何謂隨處養心。坐禪者。調和氣息。收斂元氣。只要心定心細心閑耳。今不得坐。須於動中習存。應中習止。立則如齋。手足端嚴。切勿搖動。行則徐徐舉足。步步心應。言則安和簡默。勿使躁妄。一切運用。皆務端詳閑泰。勿使有疾言遽色。雖不坐而時時細密。時時安定矣。如此收心。則定力易成。此坐前方便也。

修證篇

凡靜坐。不拘全跏半跏。隨便而坐。平直其身。縱任其體。散誕四肢。布置骨解。當令關節相應。不倚不曲。解衣緩帶。輒有不安。微動取便。務使調適。初時從動入靜。身中氣或未平。舉舌四五過。口微微吐氣。鼻微微納之。多則三四五徧。少則一徧。但取氣平爲度。舌抵上腭。唇齒相著。次漸平視。徐徐閉目。勿令眼瞼大急。常使眼中朧朧然。次則調息。不粗不喘。令和細綿綿。若存天台禪門口訣。止教調息觀臍。息之出入。皆根於臍。一心諦觀。若有外念。攝之令還綿綿密密。努力精進。自此而後。靜中光景。種種奇特。皆須識破。庶可進修。初時有二種住心之相。人心汩境。妄念遷流。如火熠熠。未嘗漸止。因前修習。心漸虛凝。不復緣念名利寃親等事。此名粗心住也。外事雖不緣念。而此心微細流注。刹那不停。愈凝愈細。內外雙泯。此名細心住也。此後有二種定法。當此細心住時。必有持身法起。此法發時。身心自然正直。坐不疲倦。如物持身。於覺心自然明淨。與定相應。定法持身。任運不動。從淺入深。或經一坐無分散意。此名欲界定也。後復身心泯泯。虛豁忽然。失於欲界之身。坐中不見己身及牀坐等物。猶若虛空。此名未到地定也。將入禪而未入禪。故名未到地。

從此能生初禪矣。於未到地中。證十六觸成就。是爲初禪發相。何謂十六觸。一動。二癢。三涼。四煖。五輕。六重。七澁。八滑。復有八觸。謂一掉。二猗。三冷。四熱。五浮。六沉。七堅。八輭。此八觸與前八觸。雖相似而細辨則不同。合爲十六觸也。十六觸由四大而發。地中四者。沉重堅澁。水中四者。涼冷輭滑。火中四者。煖熱猗癢。風中四者。動掉輕浮。學者於未到地中。入定漸深。身心虛寂。不見內外。或經一日乃至七日。或一月乃至一年。若定心不壞。守護增長。此時動觸一發。忽見身心凝然。運運而動。當動之時。還覺漸漸有身。如雲如影。動發或從上發。或從下發。或從腰發。漸漸徧身。上發多退。下發多進。動觸發時。功德無量。略言十種善法。與動俱發。一定。二空。三明淨。四喜悅。五樂。六善生。七知見明。八無累解脫。九境界現前。十心調柔輭。如是十者。勝妙功德。與動俱生。莊嚴動法。如是一日或十日。或一月一年。長短不定。此事既過。復有餘觸次第而起。有徧發十六觸者。有發三四觸及七八觸者。皆有善法功德如前動觸中說。此是色戒清淨之身。在欲界身中。粗細相違。故有諸觸。證初禪時。有五境。一覺。二觀。三喜。四樂。五定心也。初心覺悟爲覺。後細心分別爲觀。慶悅之心爲喜。恬澹之心爲樂。寂然不散爲定心。十六觸中。皆有此五境。第六又有默然心。由五境而發者。皆初禪所發之相也。夫覺如大寐得醒。如貧得寶藏。末世諸賢。以覺悟爲極則。事然欲入二禪。則有覺有悟。皆爲患病。學者於初禪第六默然心中。厭離覺觀。初禪爲下。若知二法動亂。逼惱定心。從覺觀生喜樂定等。故爲粗。此覺觀法。障二禪內靜。學者既知初禪之過。障於二禪。今欲遠離。常依三法。一不受不著。故得離。二訶責。故得離。三觀析。故得離。由此三法。可以離初禪覺觀之過。覺觀既滅。五境及默然心悉謝。已離初禪。二禪未生。於其中間。亦有定法。可得名禪。但不牢固。無善境扶助之法。諸師多說。爲轉寂心。謂轉初禪默然也。住此定中。須依六行觀。厭下有三。曰苦。曰粗。曰障。欣上有三。曰勝。曰妙。曰出。約言之。祇是訶讚二意耳。夫玄門三年溫養九年面壁未嘗不靜坐而不發大智慧不發大神通不發深禪定者以其處處戀著也得一境界卽自以爲奇特愛戀不捨安能上進故須節節說破事事指明方不躭着方肯厭下欣上離苦而求勝去粗而卽妙捨障而得出到此地位方知法有正傳師恩難報昔陳白沙靜坐詩云劉郎莫記歸時路只許劉郎一度來陳公在江門靜坐二十餘年惜無明師指點靜中見一端倪發露卽愛戀之已而幷此端倪亦失竭力追尋不復可見故其詩意云爾學者靜中有得須先知此六行觀若到初禪不用此觀則多生憂悔憂悔心生永不發二禪乃至轉寂亦失或時還更發初禪或幷初禪亦失所謂爲山九仞一簣爲難切當自愼學者心不憂悔一心加功專精不止其心澹然澄靜無有分散名未到地卽是二禪前方便定也經云不失其退其心豁然明淨皎潔定心與喜俱發亦如人從暗中出見外日月光明其心豁然明亮內淨十種功德俱發具如初禪發相但以從內淨定俱發爲異耳二禪有四境

一內淨。二喜。三樂。四定。心何名內淨。遠而言之。對外塵故說內淨。近而言之。對內垢故說內淨。初禪中得觸樂時。觸是身識相應。故名外淨。二禪心識相應。故名內淨。初禪心爲覺觀所動。故名內垢。二禪心無覺觀之垢。故名內淨。既離覺觀。依內淨心發定。皎潔分明。無有垢穢。此內淨定相也。喜者深心自慶。於內心生喜定等十種功德善法。故悅豫無量也。樂者受喜中之樂。恬澹悅怡。綿綿美快也。初禪之喜樂。由覺觀而生。與身識相應。此中喜樂。從內心生。與意識相應。所以名同而實異。定心者。受樂心忘。既不緣定內喜樂。復不預外念思想。一心不動也。此四境後。亦有默然心。但比初禪更深耳。謂之聖默然定。欲進三禪。又當訶二禪之過。此二禪定雖從內淨而發。但大喜湧動。定不牢固。當即捨棄。如上用三法遣之。一不受。二訶責。三觀心窮檢。既不受喜。喜及默然自謝。而三禪未生。一意精進。其心湛然。不加功力。心自澄靜。即是三禪未到地。於後其心泯然入定。然入定不依內外。與樂俱發。當樂發時。

亦有十種功德具如前說但湧動之喜爲異耳綿綿之樂從內心而發心樂妙美不可爲喻樂定初生既未即遍身中間多有三過一者樂定即淺其心沉沒少有智慧之用二者樂定微少心智勇發故不安穩三者樂定之心與慧力等綿綿美妙多生貪着其心迷醉故經言此樂惟聖人能捨餘人捨爲難三禪欲發有此三過則樂定不得增長充滿其身學者須善調適亦有三法治之一者心若沉沒當用意精進策勵而起二者若心勇發當念三昧定法攝之三者心若迷醉當念後樂及諸勝妙法門以自醒悟令心不着若能如是樂定必然增長徧滿身分百骸萬竅悉皆欣悅所以佛說三禪之樂徧身而受也按初禪之樂從外而發外識相應內樂不滿二禪之樂雖從內發然從喜而生喜根相應樂根不相應樂依喜生喜尚不徧況於樂乎三禪之樂樂從內發以樂爲主徧身內外充滿恬愉亦有五境一捨二念三智四樂五定心也捨者捨前喜心幷離三過也念者既得三禪之樂念用三法守護

令樂增長也。智者善巧三法。離三過也。樂者快樂徧身受也。定心者受樂心息一心寂定也。欲得四禪。又當訶斥三禪之樂。初欲得樂一心勤求大爲辛苦。既得守護愛着。亦爲苦。一旦失壞則復受苦。故經說第三禪中樂無常動故苦。又此樂法覆念令不清淨。學者既深見三禪樂有大苦之患。應一心厭離求四禪種不動定。爾時亦當修六行及三法除遣。即三禪謝滅而四禪未到。修行不止。得入未到地定。心無動散。即四禪方便定。於後其心豁然開發。定心安穩。出入息斷。定發之時。與捨俱生。無苦無樂。空明寂靜。善法相扶。類如前說。但無喜樂動轉爲異耳。爾時心如明鏡不動。亦如淨水無波。絕諸亂想。正念堅固。猶如虛空。學者住是定中。心不依善。亦不附惡。無所依倚。無形無質。亦有四境。一不苦不樂。二捨。三念清淨。四定心也。此禪初發與捨受俱發。捨受之心。不與苦樂相應。故言不苦不樂。既得不苦不樂定。捨勝樂不生厭悔。故云捨。禪定分明。智慧照了。故云念清淨。定心寂靜。雖對衆緣心無動念故名定心此後亦有默然心如前說也又此四禪心常清淨亦名不動定亦名不動智慧於此禪中學一切事皆得成就學神通則得學變化則得故經說佛於四禪爲根本也外道服食勤煉遠望延年勞形敝骨萬舉萬敗間有成者自負深玄豈知造業爭如求禪一切變化無不立就轉粗形爲妙質易短壽爲長年特其細細者耳從此以後又有四定一空處定二識處定三無有處定四非有想非無想處定學者至四禪時有視爲微妙得少爲足晝而不進者有覺心識生滅虛誑不實便欲求涅槃寂靜常樂者不遇明師指授不知破色與斷色繫縛之方直强泯其心斷諸思慮久久得心無憶念謂證涅槃既未斷色繫縛若捨命時卽生無想天中此爲大錯故須求空處定應深思色法之咎若有身色則內有飢渴疾病大小便利臭穢敝惡等苦外受寒熱刀杖刑罰毀謗等苦從先世因緣和合報得此身卽是種種衆苦之本不可保愛復思一切色法繫縛於心不得自在卽是心之牢獄令心受惱

無可貪戀。由是求滅色之法。須滅三種色。一滅可見有對色。二滅不可見有對色。三滅不可見無對色。經言過一切色相。滅有對相。不念種種相。過一切色相者。破可見有對色也。滅有對相者。破不可見有對色也。不念種種相者破不可見無對色也。學者於四禪中。一心諦觀己身。一切毛道及九孔身內空處。皆悉虛疎。猶如羅縠。內外相通。亦如芭蕉。重重無實。作是觀時。卽便得見。既得見已。更細心觀察。見身如簁。如甑。如蜘蛛網。漸漸微末。身分皆盡。不見於身。及五根等。內身既盡。外道亦空。如是觀時。眼見色源。故名過色。耳聲鼻臭舌味身觸意法。故名有對相。於二種。餘色及無數色。種種不分別。故名不念種種相。一切色法既滅。一心緣空。念空不捨。卽色定便謝。而空定未發亦有中間禪。爾時愼勿憂悔。勤加精進。一心念空。當度色難。於後豁然與空相應。其心明淨。不苦不樂。益更增長。於深定中。唯見虛空。無諸色相。雖緣無邊虛空。心無分散。既無色縛。心識澄靜。無礙自在。如鳥之出籠。飛騰自在。此爲得空處定也。從此而進。捨空緣識。學者當知。虛空是外法。入定。定從外來。則不安穩。識處是內法。緣內入定。則多寧謐。觀緣空之受想行識。如病如癰。如鎗如刺。無常苦空無我。和合而有。欺誑不實。（此即是八聖種觀）一心繫緣在識。念念不離。未來過去。亦復如是。常念於識。欲得與識相應。加功專致。不計旬月。即便泯然任運自住。識緣因此後豁然與識相應。心定不動。而於定中。不見餘事。惟見現在心識。念念不住。定心分明。識慮廣闊。無量無邊。亦於定中。憶過去已滅之識。無量無邊。及未來應起之識。亦無量無邊。悉現定中。識法持心。無分散意。此定安穩。清淨心識。明利。爲得識處定也。從此而進。又思前緣空入定。是爲外定。今緣識入定。是爲內定。而依內依外。皆非寂靜。若依內心。以心緣心入定者。此定已依三世心生。不爲眞實。惟有無心識處。心無依倚。乃名安穩。於是又觀緣識之受想行識。如病如癰。如鎗如刺。無常苦空無我。和合而有。虛誑不實。即捨識處。繫心無所有處。內靜息求。不同一切心識之法知無所有法。非空非識。無爲法塵。無有分別。如是知已。靜息其心。惟念無所有法。其時識定卽謝。無所有定未發。於其中間。亦有證相。學者心不憂悔。專精不懈。一心內淨。空無所依。不見諸法。心無動搖。此爲證無所有處定也。入此定時。怡然寂絕。諸想不起。尚不見心相。何況餘法。從此而進。又復上求。訶責無所有定。如癡如醉。如眠如暗。無明覆蔽。無所覺了。無可愛樂。觀於識處。如瘡如箭。觀於無所有處。如醉如癡。皆是心病。非眞寂靜。亦如前法。離而棄之。更求非有想非無想定。前識處是有想。無所有處是無想。今雙離之。卽便觀。於非有非無。何法非有。謂心非有。何以故。過去現在未來。求之都不可得。無有形相。亦無處所。當知非有。云何非無。無者是何物乎。爲心是無乎。爲離心是無乎。若心是無。則無覺無緣。不名爲心。若心非無。更無別無。何也。無不自無。破有說無。無有則無無矣。故言非有非無。如是觀時。不見有無。一心緣中。不念餘事。於後忽然眞實定發。不見有無相貌。泯然寂絕。心無動搖。恬然清淨如涅槃相是定微妙三界無過證之者咸謂是中道定相涅槃常樂我淨愛着是法更不修習如蟲行至樹表更不復進謂樹外無高可慨也殊不知此定雖無粗煩惱而亦有十種細煩惱凡夫不知悞謂眞實世間外道入此定中不見有無而覺有能知非有非無之心謂是眞神不滅若有明師傳授方知是四陰和合而有自性虛誑不實從此不受不著卽破無明入滅受想定獲阿羅漢果是謂九次第定也大抵初禪離欲界入色界二三四禪皆色界攝四定離色界入無色界滅受想定則出三界證阿羅漢果生西方入淨土此爲最徑之門

調息篇

天台禪門口訣祇言調息爲修禪之要乃諸方法厥有多途卽以調息一門言之一者六妙門二者十六特勝三者通明觀六妙門者一數二隨三止四

觀五還六淨也。於中修證。又分爲十二。如數有二種。一者修數。二者修相應。乃至修淨與淨相應亦如是。何謂修數。學者調和氣息。不澀不滑。安詳徐數。或數入或數出。皆取便爲之。但不得出入皆數。從一至十。攝心在數。不令馳散。是名修數。何謂數相應、覺心任運。從一至十。不加功力。心息自任。息既虛凝。心相漸細。患數爲粗。意不欲數。爾時學者。應當捨數修隨。一心依隨息之出入。心住息緣。無分散意。是名修隨。心既漸細。覺息長短。徧身出入。任運相依。應慮怡然凝靜。是名與隨相應。覺隨爲粗。心厭欲捨。如人疲極欲眠。不樂眾務。爾時學者。應當捨隨修止。三止之中。但用制心止也。制心息諸緣慮。不念數隨。凝靜其心。是名修止。復覺身心泯然入定。不見內外相貌。如欲界未到地定法。持心任運不動。是名止相應。學者即念。心雖寂靜而無慧照。破不能脫離生死。應須照了。卽捨止求觀。於定心中。以心眼細觀此身中。細微入出息。想如空中風。皮筋骨肉。臟腑血液。如芭蕉不實。內外不淨。甚可厭惡。復觀定中喜樂等受悉有破壞之相。是苦非樂。又觀定中心識無常生滅刹那不住。無可着處。復觀定中善惡等法悉屬因緣。皆無自性。是名修觀。如是觀時。覺息出入。徧諸毛孔。心眼開明。徹見筋骨臟腑等物。及諸蟲戶。內外不淨衆苦逼迫。刹那變易。一切諸法。悉無自性。心生悲喜。無所依倚。是名與觀相應。觀解既發。心緣觀境。分別破析。覺念流動。非眞實道。卽捨觀修還。既知觀從心發。若隨析境。此則不會本源。應當返觀此心。從何而生。爲從觀心生。爲從非觀心生。若從觀心生。則先已有觀。今數隨止三法中。未嘗有觀。若非觀心生。爲滅生。爲不滅生。若不滅生。卽二心並。若是滅生。滅法已謝。不能生現在。若言亦滅亦不滅生。乃至非滅非不滅生。皆不可得。當知觀心本自不生。不生故不有。不有故卽空。空無觀心。若無觀心。豈有觀境。境智雙忘。還源之要。是名修還。從此心慧開發。不加功力。任運自能破析。還本還源。是名與還相應。學者當知若離境智。欲歸於無境智。總不離境智之縛。心隨二邊故也。

爾時當捨還修淨。知道本淨。卽不起妄想分別。受想行識亦復如是。息妄想垢。是名修淨。舉要言之。若能心常清淨。是名修淨。亦不得能修所修。及淨不淨之相。是名修淨。作是修時。忽然心慧相應。無礙方便。任運開發。無心依倚。是名與淨相應。證淨有二。一者相似證。謂似淨而實非淨也。二者眞實證。則三界垢盡矣。又觀衆生空。名爲觀。觀實法空。名爲還。觀平等空。名爲淨。又空三昧相應。名爲觀。無相三昧相應。名爲還。無作三昧相應。名爲淨。又一切外觀。名爲觀。一切內觀。名爲還。一切非內非外觀。名爲淨。又從假入空觀。名爲觀。從空入假觀。名爲還。空假一心。名爲淨。此六妙門。乃三世諸佛入道之本。因此證一切法門。降伏外道。所謂十六特勝者。一知息入。二知息出。三知息長短。四知息徧身。五除諸身行。六受喜。七受樂。八受諸心行。九心作喜。十心作攝。十一心作解脫。十二觀無常。十三觀出散。十四觀欲。十五觀滅。十六觀棄捨。一知息入。二知息出。此對代數息也。學者既調息綿綿。專心在息。息若入時。知從鼻端入至臍。息若出時。知從臍出至鼻。由此而知粗細。爲風爲氣爲喘則粗。爲息則細。若覺粗時。卽調之令細。入息氣迫常易粗。出息澀遲常易細。又知輕重。入息時輕。出息時重。入在身內則身輕。出則身無風氣故覺重。又知澀滑。入常滑而出常澀。何也。息從外來。氣利故滑。從內吹出。滓穢塞諸毛孔故澁。又知冷煖。入冷而出煖。又知因出入息。則有一切衆苦煩惱生死往來。輪轉不息。心知驚畏。譬如關者守門。人之從門出入者。皆知其人衆知其善惡。善則聽之。惡則禁之。當此之時。卽覺此息無常。命依於息。一息不屬。卽便無命。知息無常。卽不生愛。知息非我。卽不生見。悟無常。卽不生慢。此則從初方便。已能破諸結使。所以特勝於數息也。三知息長短者。此對欲界定。入息長。出息短。心既靜住於內。息隨心入。故入則知長。心不緣外。故出則知短。又覺息長則心細。覺息短則心粗。蓋心細則息細。息細則入從鼻至臍。微緩而長。出息從臍至鼻。亦爾。心粗則息粗。息粗則出入皆疾猋。又息短則覺心細息長則覺心粗何也心既轉靜出息從臍至胸即盡入息從鼻至咽即盡是心靜而覺短也心粗則從臍至鼻從鼻至臍道里長遠是心粗而覺長也又短中覺長則細長中覺短則粗如息從鼻至胸即盡行處雖短而時節大久久方至臍此則行處短而時節長也粗者從鼻至臍道里極長而時節卻短欻然之間即出即鼻此則路長而時短也如此覺長短時知無常由心生滅不定故息之長短相貌非一得此定時覺悟無常更益分明證欲界定時猶未知息相貌故此爲特勝也四知息徧身者對未到地定當彼未到地時直覺身相泯然如虛空爾時實有身息但心粗眼不開故不覺不見今特勝中發未到地時亦泯然入定即覺漸漸有身如雲如影覺息出入徧身毛孔爾時亦知息長短相等見息入無積聚出無分散無常生滅覺身空假不實亦知生滅刹那不住三事和合故有定生三事既空則定無所依知空亦空於定中不着即較前未到地爲特勝也五除諸身行者對初禪覺觀境

身者。欲界身中。發得初禪。則色界之身。來與欲界身相依共住也。身行即觀境此從身分生。知身中之法。有所造作。故名身行也。學者因覺息徧身。發得初禪。心眼開明。見身中腑臟三十六物。臭穢可厭。覺四大之中。各各非身。此即是除欲界身也。於欲界中。求色界之身。不可得。即除初禪身也。所以者何前言有色界造色。爲從外來乎。爲從內出乎。爲在中間住乎。如是觀時。畢竟不可得。但以顛倒憶想。故言受色界觸者。細觀不得。即是除初禪身。身除故身行即滅。又未得初禪時。於欲界身中。起種種善惡行。今見身不淨。則不造善惡諸業。故名除身行。六受喜者。即對破初禪喜境。初禪喜境。從有垢覺觀而生。既無觀慧照了。多生煩惱。故不應受。今於淨禪觀中。生有觀行破析。連觀性空。當知從覺觀生喜亦空。即於喜中不着。無諸罪過。故說受喜。如羅漢不着一切供養。故名應供也。又眞實知見。得眞法喜。故名受喜。七受樂者。對初禪樂境。初禪即無觀慧。樂中多染。故不應受。今言受樂者。受無樂知樂性空。不著於樂。故說受樂。八受諸心行者。此對破初禪定心境。心行有二。故說諸。一者動行。二者不動行。有謂從初禪至三禪。猶是動行。四禪已上。名不動行。今說覺觀四境。名動行。定心境名不動行。初禪入定心時。心生染著。此應不受。今知此定心虛誑不實。定心非心。即不受著。既無罪過。即是三昧正受。故說受諸心行。九心作喜者。此對二禪內淨喜。彼二禪之喜。從內淨而發。然無智慧照了。多所戀著。今觀此喜。即是虛誑。不著不受矣。不受此喜。乃爲眞喜。故名心作喜。十心作攝者。此對二禪定心境。彼二禪之喜。雖正不無涌動之患。今明攝者。應返觀喜性空寂。畢竟定心。不亂不隨喜動。故云作攝。十一心作解脫者。此對破三禪樂。彼三禪有偏身之樂。凡夫得之。多生染愛受縛不得解脫。今以觀慧破析。證偏身樂時。即知此樂從因緣生。空無自性。虛誑不實。不染不著。心得自在。故名心作解脫。十二觀無常者。此對破四禪不動也。四禪名不動定。凡夫得此定時。心生愛取。今觀此定。生滅代謝。三相所遷。

知是破壞不安之相。故名觀無常。十三觀出散者。此對破空處也。出者即是出離色界。散者即是散三種色。又出散者。謂出離色心。依虛空消散。自在不爲色法所縛也。凡夫得此定時。謂是眞定。今初入虛空處時。即知四陰和合故有。本無自性。不可取著。所以者何。若言有出散者。爲空出散乎。爲心出散乎。若心出散。則心爲三相所遷。已去已謝。未來未至。現在無住。何能耶。若空是出散者。空本無知。無知之法。有何出散。既不得空定。則心無受著。是名觀出散。十四觀離欲者。此對識處。蓋一切受著外境。皆名爲欲。從欲界乃至空處。皆是心外之境。若認虛空爲外境。而我顧受之。則此空即欲矣。今識處空緣於內識。能離外空。即離欲。凡夫得此定。無慧照察。謂心與識法相應。認爲眞實。即生染著。今得此定時。即觀破析。若言以心緣識。心與識相應。得入定者。此實不然。何者。過去未來現在三世識。皆不與現在心相應。乃是定法持心。名爲識定。此識定但有名字。虛誑不實。故名離欲也。十五觀滅者。此對無所有處。蓋此定緣無爲法塵。心與無爲相應。對無爲法塵。發少識。故凡夫得之。謂之心滅。多生愛著。今得此定時。卽覺有少識。此識雖少。亦有四陰和合無常無我虛誑。譬如糞穢。多少俱臭。不可染著。是名觀滅。十六觀棄捨者。此對非想非非想。蓋非想非非想。乃是雙捨有無。具捨中之極。凡夫得此定時認爲涅槃。今知此定。係四陰十二入三界及十種細心數等和合而成。當知此定無常苦空無我虛誑不實。不應計爲涅槃。生安樂想。不受不着。是名觀棄捨。棄捨有二種。一根本棄捨。二涅槃棄捨。永棄生死。故云觀棄捨。學者深觀棄捨。卽便得悟三乘涅槃。如須跋陀羅。佛令觀非想中細想。卽獲阿羅漢果。今名悟道。未必定具十六。或得二三。特勝卽便得悟。隨人根器。不可定也。

第三通明觀。學者從初安心。卽觀息色心三事。俱無分別。觀三事必須先觀息。道云何觀息。謂攝心靜坐。調和氣息。一心細觀此息。想其徧身出入。若慧心明利。卽覺息入無積聚。出無分散。來無所經由。去無所涉履。雖復明覺此息出入徧身如空中風性無所有。此觀息如也。次則觀色。學者既知息依於身。離身無息。卽應細觀身色。本自不有。皆是先世妄想因緣招感今生四大造色。圍空假名爲身。一心細觀頭腹四肢筋骨臟腑。及四大四微一一非身。四大四微。亦各非實。尙不自有。何能生此身諸物耶。無身色可得。爾時心無分別。卽達色如矣。次觀心。學者當知由有心故。有身色共來動轉。若無此心。誰分別色。色因誰生。細觀此心。藉緣而生。生滅迅速。不見住處。亦無相貌。但有名字。名字亦空。卽達心如矣。學者若不得三性別異。名爲如心。學者若觀息時。既不得息。卽達色心空寂。何者。謂三法不相離故也。觀色觀心亦爾。若不得息色心三事。卽不得一切法。何以故。由此三事和合。能生一切陰入界衆等煩惱善惡行業。往來五道流轉不息。若了三事無生。則一切諸法本來空寂矣。學者果能如是觀察。三法悉不可得。其心任運自住。眞如泯然明淨。此名欲界定。於此定後。心依眞如泯然入定。與如相應。如法持心。心定不動。

泯然不見身色息心三法異相。一往猶如虛空。卽是通明未到地也。從此而發四禪四定最爲捷速。

遣欲篇

周濂溪論聖學以無欲爲要。欲生於愛。寡欲之法。自斷愛始。愛與憎對。常見其可憎則愛絕矣。故釋氏有不淨觀焉。夫有生必有死。死者乃永離恩愛之處。有生之所共憎。雖知可憎。無能免者。我今現生不久必死。過一日則近一日。蓋望死而趨也。豈可貪戀聲色名利之欲哉。眞如撲燈之蛾。慕虛名而甘實禍。何其愚也。學者欲習不淨觀。當先觀人初死之時。言詞惆悵。氣味焄蒿。息出不反。身冷無知。四大無主。妄識何往。觀想親切。可驚可畏。愛欲自然淡薄。悲智自然增明。從此而修有多門焉。曰九想。一脹想。謂死尸脹如韋囊也。二壞想。謂四肢破碎。五臟惡露也。三血塗想。謂血流塗地。點污惡穢也。四濃爛想。謂濃流肉爛。臭氣轉增也。五青瘀想。謂濃血消盡。瘀黑青臭也。六噉想。謂蟲蛆唼食。決裂殘缺也。七散想。謂筋斷骨離。頭足交橫也。八骨想。謂皮肉已盡。但見白骨也。九情想。謂焚燒死尸。骨裂煙臭也。但將吾所愛之人。以上九想觀之。乃知言笑懽娛。盡屬假合。淸溫細軟。究竟歸空。卽我此身。後亦當爾。有何可愛而貪着哉。學者修九想既通。必須增想重修。令觀行熟利。隨所觀時。心卽隨定。想法持心。澄然不亂。破欲除貪。莫此爲倘矣。曰十想。一無常想。謂有爲之法。新新生滅。頃刻變遷。無暫停息也。二苦想。謂六情逼迫。萬事煎熬。有生皆苦。無有樂趣也。三無我想。謂法從緣生。本無自性。卽體離體。孰爲我身也。四食不淨想。謂食雖在口。腦涎流下。與唾和合。成味而咽。與吐無異。下入腹中。卽成糞穢也。六死想。謂一息不屬。便爾沉淪也。七不淨想。謂身中三十六物。五種不淨也。八斷想。九離想。十盡想。緣涅槃斷煩惱結使。名斷想。斷而得離。名離想。離而得盡。名盡想。九想爲初學。十想爲成就。九想如縛賊。十想如殺賊。此爲異耳。又有白骨觀。乃就九想中略出者。凡作九想十想等觀。皆當正身危坐。調和氣息。使心定良久。方可作想。今作白骨觀。學者先當繫念左脚大指。細觀指半節。作皰起想。令極分明。然後作皰潰想。見半指節極令白淨。如有白光。次觀一節。令肉擗去。皆有白光。次觀二節三節。乃至五節。及兩足十節。白骨分明。如是繫心。不令馳散。散卽攝之令還。想成時覺舉身溫軟。心下熱。時名繫心住。心既住已。當復起想。足趺披肉。見白骨極令了了。次觀踝骨。次脛骨。又次臏骨。皆是骨落。見白骨如珂雪。從此觀脅骨及脊骨肩骨。從肩至肘。從肘至腕。從腕至掌。從掌至指端。皆令肉相向披。見半身白骨。次觀頭皮。觀膜。觀腦。觀肪。觀咽喉。觀肺心肝膽脾胃大小腸腎等諸藏。有無數諸蟲。啞食濃血。會見分明。又見諸蟲從咽喉出。又觀小腸肝肺脾腎。皆令流注入大腸中。從咽喉出。墮於前地。此想成已。卽見前地屎尿臭處。及諸蚘蟲。更相纏縛。諸蟲口中流出濃血。不淨盈滿。此想成已。自見己身如白雪。又節節相拄。若見黃黑。更當悔過。此第一白骨觀。第二觀者。繫念額上。定觀額中。如爪甲大。愼莫雜想。如是觀額。令心安住。不生諸想。惟想額上。然後自觀頭骨。白如玻璃色。如是漸見舉身白骨。皎然明淨。節節相拄。此想成已。次想第二骨人。次想三骨人。乃至十骨人。見十骨人已。乃想二十骨人。三十四十骨人。見一室中。徧滿骨人。前後左右。行列相向。各舉右手。向於我身。是時學者。漸漸廣大。見一庭內。滿中骨人。行行相向。白如珂雪。漸見一鄉。皆是骨人。次觀一邑。一省。乃至天下。皆是骨人。見此事已。身心安樂。無驚無怖。學者見此事已。出定入定。恆見骨人。山河石壁。一切世事。皆悉變化。猶如骨人。見此事已。於四方面。見四大水。其流迅駛。色白如乳。見諸骨人。隨流沉沒。此想成已。復更懺悔。但純見水。涌注空中。後當起想。令水恬靜。此名凡夫心海。生死境界之想也。

廣愛篇

孔子云。老者安之。朋友信之。少者懷之。盡世間只有此三種人。就此三種人中。老者有二。吾之老。人之老。朋友有親者。有疏者。有始親而終疏者。有恩與仇者。少者亦有二。吾之少。人之少。吾之老少。雖有同室。亦有等殺。人之老少便包恩仇遠近。種種不齊矣。先從吾之老者。發願貽之以安。飲食起居。悉令得所。學者初修時。取最所親愛若父母之類。一心緣之。倘有異念。攝之令還。使心想分明。見吾親人老者受安之相。然後及於人之老者。乃至怨仇蠻貊。無不願其安樂。朋友少者亦皆如是。禪家謂之慈心觀。又謂之四無量心。功德最大。四無量者。慈悲喜捨也。初時慈念衆人。老者願貽之以安。朋友願貽之以信。少者願貽之以懷。心心相續。道力堅固。即於定心中見所親愛人受快樂之相。身心悅豫。顏色和適。了了分明。見親人得樂已。次見外人。乃至怨人亦復如是於定心中見一人次見十人乃至千人萬人及普天率土之人悉皆受樂學者於定中見外人受樂而內定轉深湛然無動此名慈無量也世人與衆不和初生爲嗔嗔漸增長思量執着住在心中名爲恨此恨既積欲損於他名爲惱敗德損德皆原於此惟一慈心能除嗔恨惱三事以是知慈心功德無量也又釋氏之慈有三等衆生緣慈法緣慈無緣慈也不利益一人而求利益無數無邊之人是爲衆生緣慈老者不獨思安其身而兼思安其心使之得受性眞之樂朋友少者皆然此爲法緣慈若無緣慈惟聖人有之蓋聖人不住有爲亦不住無爲老則願安友則願信少則願懷而吾亦不知其安不知其信不知其懷所謂無緣慈力赴羣機也學者於慈定中常念欲遂衆生諸願見衆生受諸勞苦心生憐愍即發願救拔先取一親愛人受苦之相繫心緣之慈悲無極乃至一方四天下之人皆見其受苦而思濟拔悲心轉深湛然不動是名悲無量也學者入悲定中憐愍衆生除苦與樂

爾時深觀衆生。雖受苦惱。虛妄不實。本無消除。授以淸淨妙法。令獲涅槃常樂。攝心入定。卽見衆生皆得受喜。亦初從親人。次徧天下。此名喜無量也。學者從喜定中。思念慈與衆生樂。悲欲拔苦。喜令懽喜。而計我能利益。不忘前事。卽非勝行。譬如慈父益子。不求恩德。乃曰眞親。又念衆生得樂。各有因緣。不獨由我。若言我能與樂。則非不矜不伐之心。又念慈心與樂。俱是空懷。在彼衆生。實不得樂。若以爲實。卽是顚倒。又念衆生受苦。若有纖毫憂喜之生。卽屬障礙。難得解脫。我今欲淸淨善法。不應着意。必固我之法。今當捨此執戀。卽發淨心。毫無憎愛。先取所親之人。見其亦得定力。受不苦不樂之相。了了分明。乃至十世五道。莫不皆爾。是爲捨無量也。

隋智者大師著　佛學書局毛邊紙影印

修習止觀坐禪法要

又名（童蒙止觀）　一册二角

天台止觀有四本。一曰圓頓止觀。又名摩訶止觀。二曰漸次止觀。又名禪波羅密。三曰不定止觀。又名六妙門。四曰修習止觀坐禪法要。又名小止觀。卽今本也。圓頓止觀。文義深廣。譬之大海。莫測其際。故智者大師。以大悲故。復作方便。使嘗一滴。知百川味。於大經外。又爲此書。詞簡旨要。讀之易曉。凡修觀坐禪而未能得力者。若讀此書。如獲南針。

靜坐要訣

全一冊

中華民國二十三年六月初版

◎每冊定價大洋壹角五分（外埠酌加郵匯費）

著述者　袁了凡居士

出版者　佛學書局　代表 沈彬翰

印刷者　國光印書局　上海新大沽路　電話三三七四三

總發行所　上海佛學書局　膠州路十一弄廿號　電話三五五二四

分發行所　佛學書局分局
（一）上海滬西：麥特赫司脫路中
（二）上海閘北：新民路國慶路口
（三）上海中區：望平街有正書局
（四）湖南長沙：玉泉街七十號
（五）河北北平：東四南大街
（六）浙江杭州：西湖龍翔橋

分銷處　各埠佛經流通處

佛學

延壽新法

伍廷芳　著

商務印書館　民國四年十月再版

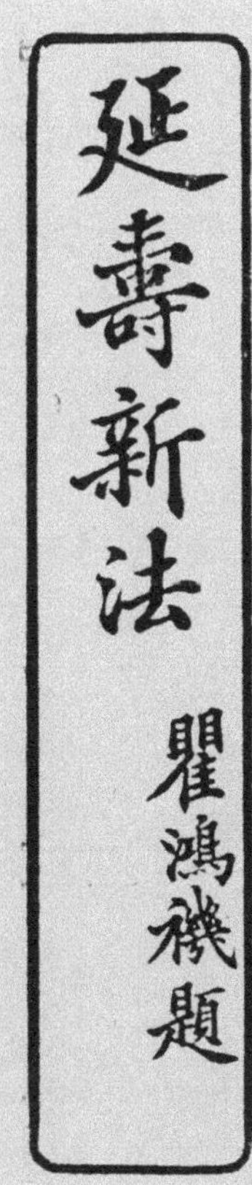

延壽新法

瞿鴻禨題

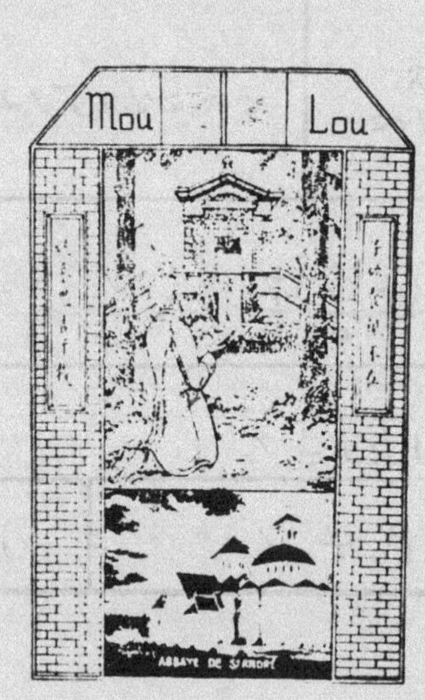
Mou
Lou
ABBAYE DE ST.ANDRÉ

延壽新法總目

序

司馬遷言。老子修道養壽。莊周之書。亦謂養生以盡年。夫年壽天也。而所以養之者人也。得其養則純固康強。失其養則有札瘥夭昏之患。此理之常也。昇仙不死之說。其事誕欺而不經。至於導氣攝生。吐故納新。使人心體安舒。形神和暢。其極足以還年而却老。雖謂之仙可矣。新會伍秩庸先生。溫良質直。博通中外之故。與予同官京朝時。交好最洽。每聞其論衛生之旨。在甘素食。慎起居。日夜噓吸清空之氣。予心善其言。而未能行也。別後十餘年。相見於滬上。而先生神采矍鑠倍曩時。耳目聰明。鬚髮益蒼黑。齒牢健啖。登樓超級以上。足輕舉如飛。行年踰七十。望之若四十許人。問何以然。則曰吾衛生之效如此。吾不欲自私。他日當箸一編。以公諸世。願天下人共躋仁壽之域也。頃之書成。名曰延壽新法。舉以示予。則昔之所聞於先生者。一一在焉。而言之特詳且密。無幽渺怪迂之術。無矯揉鹵莽之弊。其理明顯而易知。其事平易而可行。其於歐美習尚。飲食衣服之間。亦復析言其得失。蓋先生惟善之從而已。不囿於中。亦不徇於西。又豈獨衛生一端云爾哉。讀是書者。苟深信而篤行之。持之以不息。康寧和樂。其應殆可操券。是則先生與人爲善之意也夫。湘西瞿鴻禨。

序

僕慚譾陋。未足以言撰述。回溯十稔前。藐躬多病。藥石寡靈。不得不攷求衞生。棄羶葷。甘素食。愼起居。吸淸空。力行不倦。厥體漸癯。而持之益篤。其時輒遭揶揄。詢以何徒自苦。僕如向道。不惑人言。久之見夙疾頓蠲。精神日勝。步履無異少年。訕笑羣息。又久之見兩鬢復黑。乃奇而訝焉。由是多就余問還童術。曾否著書。爰答以祇改良飲食。研究衞生而已。非有秘密良方也。然鄙意善與人同。惟願咸躋壽域。曩宦京華。每以肉食無益。不如蔬筍之味得淸眞。爲養生者所引導。解組後。在滬開衞生會。月必兩集。爲同志之講求。又創設愼食衞生館。專備素庖。俾開風氣。惟世人多嗜肥甘。罕趨淡泊。衆擎未協。鼎力難伸。凡事改移風俗。中外皆稱棘手。由孔孟而徵諸各教祖。目睹成效。力瘁心勞。古今同慽。僕何人斯。詎敢希蹤往哲。惟一片苦心。欲世無疾苦而已。今春遁蹟閒居。罕接塵鞅。成此十三章。就平日之所知。貢俚言之易解。或徵中外前哲之書。或采泰西新獲之理。或從博士討論而得其眞相。或自醫家領悟而究其實情。且非身歷其境。而驗厥功效者。不敢筆之於書。以告閱者。幸勿薄爲淺俚。幷謂粗舉大略。而患行之不獲其全也。如謂事涉繁瑣。諉以廢時失事。則試行一二。亦睹微效。僕有一言奉勸。無論政界商界。人生事業。自非體魄強健。生命延長。不克竟其事功。苟信之無疑。持之毅力。隨時隨地。皆可作爲課程。蓋人非不能爲。只患不肯爲耳。況衞生一節。卽在起居飲食之中。頤養天和。各適其適。何人不可行。何時不可行。眼前之原理。切己之要圖。而可委之不知不識耶。願閱者細思而審擇焉。則區區之誠。不徒自慶也。甲寅孟春新會伍廷芳書於觀渡廬。

延壽新法

新會 伍廷芳 秩庸

總論

人在世間。日事營役。何所希冀。曰富與貴而已。然苟得富貴而不能保厥天年。致殞於壯齡。或殂於中道。則富者雖有池臺羅綺。食前方丈。而不能享受。貴者握大權。建勛業。雖畢其事功。是爲人生一大憾事。他如求富而保泰持盈。求貴而患得患失。計較於毫釐。馳逐於方寸。勞形疲神。適見其陷於困苦之域耳。故富貴其身軀。而難安舒其心性者。比比皆是也。佛曰安禪。詩曰樂國。與其營役於其身。孰若無憂於其心。安樂之要義。非體質強健。不足以有爲。然不研求衞生之要旨。何能得維持保養之神髓。嘗觀世之人。不知保養。自損天年。或生而不育。或少即夭亡。非天。使。之。實。人。之。自。召。也。豈不痛哉。據泰西人述其全國生死册。以長壽補不壽者。扯計不過每人只得三十一歲而已。中國册載雖乏精確。要亦大略如斯。又據泰西博士所攷生物性質。人類壽命。本不應只得此數。蓋天。生。之。自。然。原。理。何至。反。常。而。遽。促。之。則。以。人。之。不。得。其。保。養。而。促。之。也。何以言之。譬諸種植花木。及其長成。總有五六倍。或七八倍之久。生物亦然。即以獸論。騾馬之長足。須閱四年。五倍之可活二十年。或八倍而有三十二年之生命。若人類之長足。則俟至二十五年之久。以八倍爲衡。人壽應得二百歲。乃曠觀世人。誰見二百齡之耆老。作地上行仙耶。我中國古帝王賢哲。恆多享數百齡上壽者。證以猶太古籍。亦有九百餘歲之人。東西。大。椿。若合。符。節。而世人多謂古籍無稽。年月失算。遂引七十古稀。逞爲臆說。歷代。相。沿。談龜。鶴。長。壽。而。不。詫。乃以。人。壽。得。遐。年。爲。必。無。者。殊不。可。解。因思古人飲食起居。崇尚樸素。節慾養身。無後人之奢縱。克保天年。胥原於此。至於狗苟蠅營。委生命於慾壑。以促其自然之年壽。何不反是以思也。著者載稽古籙。研求衛生。訪耆英所遺。信彭籛可作。特撰此編。都十三章以告世人。俾同登老子春臺。如游大雄世界。大地衆生。毋忘斯詣。尤願生富貴而負長材者。宏其功業。掃除疾苦。各葆遐齡。優游大同。豈不懿歟。

第一章

論人身之功用

人非臻安樂之區。不能收延壽之效。然求安樂。先須致其體質於康寧。蓋惟無疾苦。乃克康寧而登仁壽之域也。觀夫在世者。無論東西。無分貧富。誰能免二豎之見侵。溯彼蒼之生人。芸芸總總。其法極巧。其意至公。人受稟賦。本屬完全無缺。彼蒼未嘗故予人以微眚。人身之受病。皆其不善養育所致也。而研究人生體質功用。全靠血脈運行。一身之中。以血管而貫注全體。其脈絡四通八達。毫無滯機。血色猩紅。絲絲入腦。若變色作藍。則厥病生矣。是故血管窒塞。如溝澮之阻閉。一遇積淤穢惡叢生。此理之至淺者。況人身全憑氣血作用。稍窒其機。則冒寒熱。患頭痛。發生風溼。而筋骨腹胃種種疾病。發源於此。十居其八九。推厥血脈滯塞原因。實由飲食不節所致。古醫家。常言。病從口。入。殊不。誣。也。前人寄友詩。有努力加餐飯之句。竊謂如太泥此語。必有損衛生。曠觀中西人患病。由飲食所致。總居多數。除極貧苦一流。死於飢寒而外。富貴之家。其死於朵頤過溢者。比比皆是。惟人恆不自覺。蓋飲食無時。只知貪口腹之利。富者肥甘易購。受害益深。譬之一人之力。只能挾重百斤。若強以挾二百。勢必致跬步難行。人腹本容有限。而忽倍其量。則胃臟安能轉動。此自然之理也。泰西衛生家。驗得腹中消化力。豬肉須待至五時十五分。雞鴨四時。牛肉四時。羊肉三時。飯與菜蔬。亦須遲至三四時。方能消化。今人每日三餐而外。更有嗜食雜糕。如麵造餑餑。爲最膩滯之品。試問閱者。幾見有歷四五時之後。始再進食一次者乎。縱或有之。只居少數耳。大凡。食。品。未。消。愈積愈。滯。何異。加。炭。於。機。器。爐。中。前炭。未。熾。再羼。煤。於。上。火力。不。揚。反令。其。熄。滅。而。已。人身本如機器爐。若因積滯而大小腸不通。何以異是。泰西亦多由此致病之人。近日研究治法。有令其戒食而至十日。二十日。或四十日者。反胖爲癯。流通肺腑。遂得霍然而無病。著者十年前。常患冒寒頭風骨痛諸病。而腿上抽筋一症。時發時愈。發時苦甚。患之二十五年之久。中西醫藥。診治皆窮。其時身軀胖一百六十五磅。惟以本身體格論。只合一百二十餘磅。乃適相稱耳。癡肥逾度。實非適體所宜。於是決行減食之法。每逾七日。斷食一天。其法每一次。於先一日午後六時食畢。俟隔一日之半。午刻乃食。計已閱三十七八句鐘之久。連行十八次。枵腹忘饑。殊無痛苦。身軀漸減四十餘磅。而精神反覺勝常。始知有效。減食之第一日。心猶惴惴。謝客杜門。一二次之後。如常趨公。絕無倦態。家人亦竊爲異事也。賤軀本胖。居常最難忍飢。稍遲食頃。苦不能待。今行減食一法。而堅持至十八次。此身雖瘠。全體益見安寧。非確有把握。詎能忍受。因思世人。忍餓者。多半非眞餓也。積滯習慣。腸胃變其性質耳。若腹空喉癢。涎流吻外。食時甘旨十分。乃爲眞餓也。又凡人自驗其體質。晨起攬鏡。見舌有白胎。及于厠。覺穢氣較常時觸鼻者。即宜留意調攝也。

第二章　論食物之所宜

人生日用。所需甚繁。總其至要。厥有五端。一曰天氣。二曰太陽。三曰睡。四曰水。五曰食品。此五者。日不能缺。人習。而。用。之。亦習。而。不。察。不知。其。功。用。利。害。所損。所。益。關繫。於。人。身。爲不。淺。也。然既知其要點矣。今特將全體上之功用。撮畧言之。凡人身之強健者。血脈必溫和中度。須知身上之溫暖。從何處得來。則因全體血脈。如滊機錘鑪。旋轉蒸激。氣管血管。全藉火力以運輪焉。故常人無恙。察其身中熱度。總在九十八九度。而至一百度。蓋溫和得中。不寒不燠。血脈流通。運行無滯。人體之得以安寧。而於以上所言五者。缺一不可。亦不可不慎其爲用也。據醫學博士攷人身內之熱力。一日之間。能令重七加倫之雪。（每加倫合七斤半）融化而成沸湯。惟是機軸轉輪。以血管運行臟腑腸胃之際。非得飲食之品。充作煤薪。不足以供火力。是則人身之資食品。實非保身上之脂膏。乃藉以調養血質。而增助全腦之運動。世人常言食豬心可以保心。食鹿足可以保足。蓋未悟全體之功用也。然食品爲充身上之煤薪。則煤質若何。入爐以後。其渣滓有無。亟須研究。故入口腹之食品。萬不宜多。多則如煤炭。覆壓火力。難發。遂令爐灰陰翳。機運不靈。此第一義也。其第二義。尤須選擇質清而易消化者。以充飲料。每見上等之煤。易燃而少屑。火力調勻。機軸善於轉捩。如妄食積滯之品。節節難消。由大小腸中通流不盡。致使積滯之處。疾病旋生。此理顯而易見。近日衛生家評論食品。以渣滓少而消化速者爲要素。而品質尤貴清潔。乃合衛生。至評論合宜之品。總無逾於地上生長之物。則因凡物發生地上。既藉天氣。尤須倚賴太陽。原夫草木花卉。由根萌以迄長成收蓄。天氣烘照。日光其力。久而遠大。譬如古木長材。斫之爲薪。火力蓬勃。不可向邇。緣平日吸收太陽之熱度所致。煤質雖藏地數千年。亦因吸收太陽而成炭質。其天然產品。若果蔬穀豆之類。無一不藉太陽而生。故其品質最稱人生之增益。此等品質。入自口腹。易消化而少渣滓。爲機器爐炭之最良。自非肉食重滯之所能比擬。誠以牛羊牲畜。肥甘膩滯。魚蝦鱗介。腥雜汚泥。自異輕清之品。渣多難化。更非腸胃流通之所宜。至於牛羊嚙草作糧。由草化爲肉質。人食其肉。是借其變化之質。供我飲啖。然已隔一層。何如即以天產之輕淸品。而助我生機也。其第三義。則牛羊等畜。難保其不染病者。病畜之肉。易傳於人。人多不知耳。據美博士查考牲畜。其中完全無病者。殊不多見。中國又無驗畜醫士。而各畜之患病小者。實難察驗而知。食之。傳。病。其機。最。微。而。最。險。第四義。則肉食尤多不潔。惟豕最甚。雞鳧亦然。嘗見有食魚蟮中毒及餐生蠔。席間遽然成病。哇而出之者。第五義。殺生究傷天地好生之德。孟子言。聞其聲不忍食其肉。君子自遠庖廚。此數語。實千古戒殺生之至道良言。又查害命兇徒。多嗜肉食一輩。此古人所謂肉食者鄙也。著者自戒肉斷屠。嘗勸人不食葷而茹素。自是延年却病之良方。乃世人多諉以不食肉。則乏氣力。不知其何所見。憶前入覲清慈禧太后於殿廷。陳請深宮。以素饌進御。頤養天年。荷蒙垂詢殷殷。翊爲中理。奈左右以太后春秋高。非食肉不飽。被沮於讒。迨宮中寢疾。念及前言。命以素膳進。時適因腹瀉遂止。殊不知茹素者。亦須得法以調和之。否則飲啖未爲合度。精力久缺。癰痔如山僧。亦乖養生之旨。近日孜求吃素之方。不容稍緩也。著者屏絕肥甘十年於玆。幸而精神勝於曩時。是以閱歷信其有驗。又數年前。德人開賽走會。奪標者。卽出於持行素食之健兒。屢閱西報載體操角力會。亦歸吃素人擅勝。邇聞各國研究素食。其風漸廣。而生息亦日蕃。益信延壽却病之方。素食爲無上之妙藥矣。

第三章 論食之有法

凡食必須消化。乃得其功力。所食若不求消化。更爲人身受病之源。前已略言之矣。惟是身體之內。以何者爲消化之方。今試言之。蓋食時入口。用力全屬牙齒。次則小肚。三爲肝。四歸腸。凡此四者。每食必經之處。尙有小者。姑不備舉。要以此四處爲大綱。故食時咀嚼成漿。爲入喉第一重門戶作用。切不宜囫圇吞咽。以一經入腹。遂無擣爛而助其易消化之地也。又攷世人多齊牙患。且在少年。亦多見殘蝕者。殆緣凡食不費牙力之故。譬如門上鎖鑰。久不用匙以啓之。則銅銹生矣。嘗見世人食飯喜用湯澆。或以茶泡。引導入腸。不知此法最忌。因不費牙力。其飯整粒。又須閱三四鐘之頃。始能消化也。大凡食法。總以乾食嚼爛。最爲得法。恆人多謂乾食不佳。入喉欠潤。豈知舌在口內。機捩最靈。舌本生津。卽爲人身之靈液。津液之味最甘。恆常多未研究。試嚼乾麵包一片。自然齒頰芳潤。味等回甘。不可不信。又如以粉漿一撮。取口涎一羹。調勻烹煑。火候到九十度。則粉漿自然成水。逾格芳甘。可知津涎之妙用。如食時不經牙嚼。只以水泡而呑下。其味不甘芳。因口之津涎未出耳。計每食先從牙牀嚼爛。乃得由小管而下小肚。再由小肚內和勻到肝。磨盪一周。變成血液。乃落小腸。小腸蟠曲迴環。長可二十五英尺。大腸亦有五尺。如食品不選擇。而取其淸潔者。一入大小腸。積滯難通。又或多餘渣滓。大非全身機軸旋轉之福。世人飲食無時。又乏限制。一日三餐。重復消夜。所食恆多點心餑餑膩滯之品。體中小肚。詎能容載許多。攷小肚之量。除小兒外。最健之身軀。僅能容物約三派吾特。（每派吾特約合十五兩）計凡人每一寸高。其小肚可載六錢。若過六錢。則小肚之本量。已難勝其力。況每人每日之飲食。何止三斤耶。孔子主張食不語。此事有益衛生。世人輕易忽略。須知食時不言。細意咀嚼。最爲消化之助。前英相格辣斯頓。壽至九十餘。人見其每食一物。必嚼至二十四五次。始咽而吞之。其細意可想。又食時戒語愁苦。宜談快樂。俾怡悅心性。以利朵頤。皆衛生一法也。

第四章

論食之有時

天地生人。付以完全無缺之軀。原欲其盡善盡美。無留無害。爲一有用之人。克享其天年者也。天無不愛人。人苟知體天心。宜如何保養調攝。以盡天職之當然。若稍不愼。自戕其生。則負天多矣。夫飲食爲養身之至要。奈何茫昧不審所擇乎。如飲食不得其時。卽屬切身之大害。何以言之。腹中之消長盈虛。有時一失其時。則雖貯納極有用之物。胥歸無用。不惟無用。且足生害。人體百病。隨處皆可致之也。悠悠之輩。大都爲口腹而來。然著者有一語請詢世人。人爲食而生。抑或爲生而食。須知人生世上。非徒耽於飲食。蓋食者養吾生命而已。乃無分中外。衆生擾擾。率皆背道而馳。肥羊大炙。談者食指爲動。夢中有踏破菜園之思。市上作屠門大嚼之快。富貴之家。食前方丈。妙選庖廚。廚人則務極肥甘。以媚其主。山珍海錯。熊掌猩脣。不惜重値。羅而致之。嘗鼎上之一臠。供朵頤之得意。入口後。其腸腹勝任與否。融化若何。皆非所計也。縱口腹之欲。而窮奢極侈。惟日不足。更卜其夜。如此之人。乃欲脫病魔。躋上壽。蓋戛戛其難矣。閱者細思。上蒼畀我以完全無缺之身。原欲其無疾病。是吾生命最貴。何可以殉於口腹。受種種之痛苦。復促其壽算耶。著者略申其說。欲改良飲食之方。宜先攷究合食之時。至於衛生大旨。總不宜多食。然人又不能不食。合食之時期。一日兩餐足矣。每日第一次進食。近午刻十一二時最宜。第二次。則宜在下午六時上下。兩餐以外。一切雜糧點心。均可除去。消夜則近睡時。尤屬切忌。閱者倘疑隔日進食。已越十六句鐘之久。不知先一晚六時食後。三四時即須安寢。人當睡熟。其全體假臥。除心與肺。血管仍然流通而外。身內。機。軸。全副。停。工。不復。如。醒。時。之。轉。動。如工。匠。竟。日。操。作。必有。安。息。之。時。人入。睡。鄉。此數。鐘。時。間。錘。爐。熄。火。非軸。輪。皮。帶。牽動。轉。輪。勞勞。不。絕。者。也。大凡消夜之人。距晚飯時所食。腸胃之內。猶未融而成血。再加食料其上。則積寒扞格。越日氣體。總欠安舒。有斷然者矣。今人晨起。若能操作數時間。令胸膈宿物全空。俾爐。中。煤。屑。滌。盡。清。除。預備。重。添。新。鮮。煤。炭。將見。烘。機。活。火。其力。便。捷。而全。機。皮。管。總覺。異。常。靈。巧。其妙。自。不。可。言。乃世人盥漱方完。即思食品。多誘以不飫早餐。遂致無力辦公。豈知先一晚食品在腹。尚未全消。則因睡時汽機暫停數句鐘之故。此時輟食。當不至作井上之陳仲子也。著者自改良飲饌後。日只食兩頓。第一頓當日之亭午。第二頓則在日晡時。雖爲食無多。而夙病全瘳。體質精神。較前差健。曩時頗畏腹餓。難耐須臾。今而始悟厥狀。實非眞餓。以食多塡塞腸肚。疲乏難舒耳。蓋眞餓者。余前所言。涎垂喉癢。臨食之品。不須五香烹飪。而格外芳甘。斯爲眞餓。又不可不留意也。世人製饌。除用五香外。多借酸辣之性。以爲異味。易適口腹。雖西人亦不能免。但此仍非食品之眞味。中庸言。人莫不飲食。鮮能知味。此語誠然。若孔子所稱食無求飽。則養身立命之要旨矣。至於養育嬰兒。中國尤欠攷究。嘗見有甫經彌月。即以爛飯納其口中。強令吞下者。豈知嬰孩腸肚薄弱。頻飼以乳汁。尚嫌太過。中國生死册。雖無可稽。然閱美國册。則嬰孩一二歲者。百人中。以不能養育而遭夭折者。居三分之一。五歲之嬰兒。亦只育得其半數。韓昌黎言。兒女而不善養育。是爲父母之過。殊可痛恨。是因飼嬰孩者。頻頻乳哺。一聞啼聲。即塞乳其口。而嬰孩無知。見乳便啜。不自知其腹之已實也。西人哺孩。一鐘時間。飼以兩囘。華人則一鐘數囘。更屬無節。試觀農家豢牛。只令母牛。早晚飼之二次。而牛軀較人易長而易壯。近日衞生家。攷定乳兒之法。晨六時一次。午刻一次。晚間六時又一次。其餘時間。不宜添哺。蓋嬰兒每日二十四鐘時間。無論人乳牛乳。啜食十五兩。已可足量。近有加至二十二兩者。若過此。則兒腹不及消化。促其生病而已。總而言之。無論老幼。切勿令貪口腹肥甘。以身殉食。是爲上智。晨飯或不能免。亦宜少食。不可過飽。三餐之外。萬不宜添食。且非餓而食。不知眞味之甘芳。蓋養身功用。惟寡食二字。可奉爲玉律金科也。

第五章 論飲水

人身除呼吸天氣之外。以飲水爲最要之端。設使不食與不飲者相比較。則不得食而只有水飲者。倘能延留生命。是可知飲視食爲更要也。嘗攷人身上之體質。水占七成。蓋人身如山。山之全體。皆藉水泉之脈流行貫注。若乏泉源。則童山不毛。安得稱。爲。靈。境。又攷人身。不特血管血液是水。口內牙牀。飽含靈液。肌肉占水七成五。腦漿一百分。着水七十八分。而骨節中亦含水一成三。又人身上出水之地甚多。如便溺。口涎。流汗。三者。人所知也。而不知皮膚毛管。時時出氣。即如水氣之疏通。人有思想。稍動腦力。腦氣運動。又是出肌膚之水。統計人身所出之水。每日約五派吾特。出氣出水。每日無間。腹內食物。變成渣滓。若不時時添水。飲貫腹中。則渣滓逐層塡積。積多成毒。其時時飲水者。充流而至下部。令腸臟肺腑。積淤從大小便而去也。且身。上。血。液。更藉。飲。水。調。勻。得調。勻。然後。能。流。通。血脈。流。通。方可。無。病。是人之全體。恃飲水爲挹注。誰曰不宜。惟攷究所飲。以何水爲至清。則水有江河山澤井渠之分。西人於香港。紅海。亞丁。新家坡。等處。輒儲蓄山泉及雨水。以供飲食。河流渾濁。絕妙澄清。人家食井。多與溝渠相近。地氣何如。全不考察。山磵防有草根樹葉。痱爛致毒。蛇蝎潛藏。時不能免。雨水如不經簷溜。本屬至清。只慮其中。或產微生物。嘗考種種泉水。尚難保無虞。若覺極清之泉。以沙漏隔之。斯為合宜矣。然飲水亦須有節制。如過度吸之。即為腸腹之患。須知。人之。飲水。若汽機之添油。乃助血。除積。以。養。身。非徒。為。口。腹。供。食。品。也。凡食頃。不宜以水送唇。緣米飯與菜蔬。原質均有水氣含於其內。況口涎。是天。生。鹽液。故食。時。無。庸。借。資。於。水。耳。世人多嗜用茶或湯泡飯。取其易於吞咽。此則食譜所最忌。前已著論。至於酒。古人早已垂戒。前賢詩云。人生百病無不有。能召百病莫如酒。旨哉斯言。嗜酒者日夕沈酣。殊不知警。及其疾作。痼患已深。世上未曾見縱飲之人而不發生酒病者也。世俗恆以酒由米麥釀成。泰西之酒。多用果子葡萄。德國著名之啤酒。全由麥子製造。其原質雖佳。惟不能不用酒料蒸釀。酒之原質。原含毒品。故嗜飲者。時患風溼腰痛等症。而足疾尤多。不可不慎。據泰西衛生家。謂咖啡歌穀二物。亦含毒質。細驗茶葉。亦蓄微毒。但華人品茗。不如西人之愛濃。故貽害較淺。衡量各式。究以吸引淸水爲最善耳。如飲淸水畏冷。可煑過待其溫煖時飲之。然不及淸水之有益。因一經火。水之養氣已去。試觀魚在水中。生機活潑。全靠養氣。若人身之呼吸天氣者然。試以既熱之水。養魚澆花。皆無效果。是其明驗。至飲水時間。及每日總需多少。則視其人之作用何如。勞動一流比靜坐者當較多許。總以見渴爲合。惟食時則忌。未食以前之半時間飲之。能令腹中積滓。推流下部。淸除腸臟。待貯新糧。尤屬適宜。如飯後待至一二時。方可吸飲。俾免食品在腸。未及消化。爲水衝流而下。若果子。既含天氣。又蓄水汁。是則食品中之精美者也。

第六章 論睡時

前人詩云。百年強半睡鄉居。是人之一生。半在睡中作生活。睡境工夫。宜與人身若何關繫耶。乃世人於睡。殊多忽略。或臥失其時。或眠不擇地。其所損益。實非淺鮮。而將夜作晝。徹宵不寐者。尤爲耗元神。竭精髓之大害。嘗攷養身之法。睡爲最要。其機亦最微。今質言之。人不飲不食。尚能勉強支持。惟不睡。則精神立困。言動改其常度矣。凡人飲食。皆以養其身軀。食如爲全副機器添煤。飲則洗滌其爐輪皮管。而睡。即。是。熄。爐。停。機。之。時。倘汽。機。絕。無。停。息。安。見。其。不。速。於。毀。壞。也。故睡者。特爲人身暫息機軸。即令心體安舒。蓄精神而增力量。是以睡足。則越早眼明體健。思想通靈。腦力與體力皆增。是其明證。睡不足者。氣力疲乏。久之厥病生焉。醫者言。人苟不能安寢。斯病疾已深矣。然則睡工夫。不容輕視。亟宜研究何時應睡。何法能善睡。不可不體察其細微也。今先論睡之時候。按天地自然之理。日出則起。日入而睡。爲最適宜。世人終日勞其心力。息機寧神。不容稍緩。試觀晴晝之花木吸采太陽天氣又能收攝人身之炭氣入夜復將清氣放回故晨起開行草野亭院中覺清氣往來令人心神皆爽者元遺山詩乾坤清氣得來難奈安眠者多其粗心人又不知領略耳因是而知太陽落後人宜歸寢以吸收草木花卉所吐之氣作安心養神之靈藥愈早睡愈神清至遲亦不可逾半夜之十二時蓋於前半夜早睡兩時間猶勝於後半夜睡至四時間也又觀於牲畜飛禽入黑即睡始能順天地自然之氣人則思欲日開塵累日重遂致事理多所反常乃遜禽獸一籌矣惟睡多少時間亦須攷究嬰孩血氣未長足宜令其睡十時或至十一二時及其成人則如常人睡至八時可矣年高者又應較常人多一二時工夫總以安適爲妙至臨睡之時自不宜

飽食。雖枵腹登牀。亦無妨礙。食後三四時。乃合安寢。至少亦宜越兩時間。而莫忌於世俗之消夜。緣飽後難於酣睡。即睡亦旋醒。總不能令氣體安舒也。且睡有一定之時間尤佳。較之飲食依期。更受其益。臥室宜清潔有窗。引入新鮮空氣。睡時能留隙孔。或開半扇。俾炭氣宣洩。不令閉塞鼻中。最爲上乘。緣睡時吸入之氣。比之醒時更多。睡時閉置一室。又不及醒時遊行無定也。至臥榻無適於獨宿。西人最篤於伉儷。然近日研究衛生。雖夫婦同居一室。亦多所分牀。如兩人同睡。無病者易吸有病者之氣。性剛者亦能感性柔者之氣。嘗見育小孩者。每令與老媼同睡。尤非所宜。睡狀宜將身稍側靠右。因腹內心偏於左。免心部壓向血管。至阻流通。或欠安適。枕頭不可太高。又宜與膊相平。近日衛生家考据。謂臥房最妙向東南。或西南。令太陽由窗透入。其空氣愈佳。又謂臥者頭面北。足向南爲合。牀不宜用銅鐵。防人身之電。被銅鐵攝去。亦是一理。然籐木等牀。易生臭蟲。須時勤拂拭。著者思得一法。以西式玻璃鹽盅。安墊銅牀四足之下。則電。氣。莫。能。引。去。以電。不。能。過。玻。璃。此法。人。多。未。知。也。

第七章 論太陽之利益

地球。全。憑。太。陽。熱。力。轉。動。如無。太。陽。則一。氣。純。陰。昏羅。寒。沍。而萬。物。不。生。矣。豈復。有。人。類。之。可。見。乎。故太。陽。者。爲天。地。之。主。腦。人生。之。至。寶。吾輩。之。生。機。之。力。量。皆藉。太。陽。之。所。助。也。古人有倡議祀太陽爲神者。與日本從前祭火神同意。恆人多畏太陽曬曝。不知在盛暑之際。則當然耳。除此之外。向太陽光中。往來負暄。受益殊大。泰西住屋。最重光線。臥房尤須通徹陽光。若住屋與臥房。密不透氣。爲紅日所不到之地。則陰氣慘悽。令人結鬱不舒。而厥病生焉。故婦女匿處閨中。見日不出。多至面色純青。血脈不華。神氣亦必減缺。大非養生之所宜也。凡樹木花卉。乏太陽照灼。斷難生長。暴以紅日。適格滋榮。花之色香。亦加數倍。牲畜魚鳥。同此一例。瑞士稱西士桃花源。山水清幽。林樾深邃。西人推消夏之名鄉。惟其中數千丈之高山。矗立。盧在湖上者。終年見雪。山腰已極寒慄。附近山谷居民。結屋西北高峯之下。以峆岈障日之故。曬濯於金烏界裏。爲時無幾。致疾病旋生。

其中。尤。多。患。喉。癧。等。症。而向。陽。之。東。南。一。面。日受。陽。和。則民。多。壯。健。及將居深谷之病者。移至。山。巔。乃其。病。亦。愈。矣。於以。知。人。之。居。處。宜就。太。陽。以。資。其。熱。力。鼓。蕩。人之。身。體。宜借。太。陽。以。收。其。暖。氣。呼。吸。人之。倚。賴。太。陽。厥功。甚。巨。也。近日泰西醫院新法。多將病房。改設玻璃。令日光曬入。病人吸收太陽。易於痊可。而醫治肺疾爛肉等等。多令其人脫衣向太陽烈光曬之。嘗攷最能損人之微生物。一經陽光。即能殺盡。此爲蟲學新發明之一理。又西國創設養身院。廣壙之地。偏植平蕪。設種種行樂具。或看書。或歌詩。或擊球。入院者均祼體。曝身於太陽照耀之際。俾舒適其氣。而每遇溪流石澗。更築玻璃曬身屋。備夏日避暑之游觀。近日研究衛生。有從屋頂上建玻璃房屋。爲曬身臺。曬身之法。卸衣後。先曬手掌。繼及足蹠。以足底爲人身之湧泉穴。全體血脈所關也。惟面與眼不宜曬及。至多少時間。聽人自定。雖僅數秒鐘。亦能受益。如在炎天。火傘高張。則用藍紗或布遮掩太陽。未爲不善。凡人多曬日中。其臉色現樓紅。因皮上毛管。陽光能入之故。大凡住屋通氣者。必能見太陽。陽光照處。塵穢自少。而損人之微生物亦少。臥房有太陽射入。其衾枕不潔之氣。總可洩去。故當起牀之際。尤應將被褥攤開。俾穢俗消散。若不時晒晾枕簟被帳等物。更裨益於衛生。世人偶患感冒。恆畏出門。不知移向日光中曬之。亦能見愈。法國著名醫士。治一小兒。令移往鄉間。就太陽曝之。果能得效。又徵諸中國古人。如郝隆。有曬腹之說。雖自侈其博覽羣書。然未始非養生之鼻祖也。

第八章 論天氣之寶貴

人迴旋於地球之中。藉天氣以生耳。人十餘日不食。一二日不飲。尚有生機。若閉塞天氣五分鐘。則其人立斃。天氣橫亙全球。不無處無之。百萬種之生物。藉其滋養。千百種之聲響。隨其振蕩。人無時無刻。不涵育呼吸於天氣之中。而不自覺其爲最要之物。蓋天氣者。按之無形無聲。天生自然。不用錢買。人遂輕視之。譬諸人參爲藥品中最貴。然攷其性質。無害亦無大益。雞蛋一物。有益人身。則以多而價賤。不知食雞蛋二枚。其功力實不減於人參。而參價高昂者。物稀則貴。故不惜重値而購之也。豈知天地間至貴之品。又不用費一錢而得者。獨惟天氣耶。且不獨人靠天氣爲養。牲畜樹木。一閉天氣。無法可生。嘗攷天氣有數種。至大者則爲淡氣。淡氣在天氣之中。每一百分。約占七十八九成。淡氣之外。復有別種。惟炭氣最少。一千分約只占四分。然養氣亦不能多占百分中之二十分餘云。近地之天氣低壓。較爲濃厚。其在高處。則散颺而輕疏。故樓臺之上。獨覺清氣往來。超出塵壒。其理易見。凡患肺疾者。宜住高山爽塏。呼吸清空。是無上之妙藥。近日泰西醫士。倡設醫院。多在山中人煙稀寥之地。却從天氣之清空入手。然過高之山峯。煙雲吞吐。巒岫峻拔。氣太輕微。如非長住其間。習慣自然者。實難消受。著者憶六年前。持節壘洲。曾歷秘魯。賫國書。辦交涉。而游覽於利馬京城。附城三十英里許。有高山。曰愛來雅。奇峯聳峙。橫矗天際。絕頂高一萬五千六百六十五英尺。土人近住山麓。多未嘗躋。弱女子則一生不敢作搴裳想。著者公暇。聞而慕焉。結伴同登。意殊勇往。由山半火車。凌競牽度。而羊腸鳥道。蟠曲蜿蜒。需時八九鐘。始躋其巔。車行雖緩。然同游者頗覺暈眩不勝。良由絕頂天氣太清。大有高處不勝寒之慨。惟著者改良素食。亦既有年。體質稍清。猶能與此間空氣相抵。即從山上旅館度一宵。夢寐清涼。殆所謂。呼吸。通。帝座。者。耶。是地亦有華人。雜於土人之間。設小店肆。或操擴工。眠食習慣。了無他異。游歸後。巴拿馬公使某君。羨此壯游。縋幽冒險。特思接踵。其同人防病。挾醫藥。意甚鄭重。詎醫者鼻血忽流。伴侶數人。病一星期乃免。可知。衛。生。調。攝。易地。各。異。事事。均。須。研。究。物。理。不能。自。恃。也。又攷人家燃燒柴煤。其氣息觸鼻。最能損腦。以炭氣太重之故。蓋人受炭氣。只可於一千分中着四分。若至六分。即爲人身之害。厥病蘊伏其中。不可不知所趨避。又人與牲畜。吸入清氣。由身內吐出。即成炭氣。是以人身將氣呼出後。切不宜隨即吸回。亦防感受炭氣之一法。蓋凡人呼出之氣。能令前後左右三尺之遙。弄成炭氣。是爲汚俗之不潔者。設有一房。高十尺。廣如之。計此房一千尺立方。以一人坐其中。而閉其門與窗。則房內人之呼吸。十五分鐘。能使濁氣爲之充塞。若踰半點鐘。便於身體有損。此等小房。如住兩人。或加以吸煙燈火。其炭氣愈加。而人愈受害必矣。北京居人常因生爐火而中煤毒。稍遲救療。亦遭薰斃。是以住房及辦事處所。總須開敞。待新鮮空氣。容易透入。至開窗之法。如窗門大小。宜令上下兩窗全闢。俾外間冷氣重者。由下而入。内間炭氣輕者。由上而出。其法最妙。若冬天室内熾炭於鑪。至高之熱度。不可過寒暑表六十餘度。恐受熱既久。一出門。觸冷氣。易於感冒。不可不慎也。

第九章 論人類之風氣

人各有思想。亦各有氣息。思想根諸腦力。氣息則發乎全身。善人發出之氣。和靄清淑。所謂入室芝蘭也。惡人發出之氣。凶悍凌厲。令人胸中作惡也。仁慈愷惻者。別爲一氣。質直平易者。別爲一氣。陰險猛鷙者。別爲一氣。好聲色貨利者。別爲一氣。愛人如已者。別爲一氣。厭惡加人者。別爲一氣。讀何種之書。又成爲何種之氣。常處一地。氣質不移。與開通才識者。又迥然不同。其氣。甚。微。其迹。易。著。其感人也。聽之無聲。視之無色。而因其感觸。細意察之。其爲氣也。發諸。心。現乎。面。先聖。言掩其。不。善。而著。其。善。人之。視。已。如見。其肺。肝。然。佛言。有。一。妄。念。卽現。一。形。西儒。倍。根。言。天下。一。物。一。理。皆有。現。象。可。尋。繹。誠哉。是。言。世上。之。明。心。慧。眼。人。要自。無。微。不。辨。泰西。近。日。發。明。一。種。咽。士。雷。鏡。其電。力。能。窺。人。之。臟。腑。是可。參。觀。其。效。力。已。然人身發出之氣。爲善爲惡。總難強掩。殆有。顏。色。之。可。窺。如佛。氏。之。頂。上。圓。光。無微。不。著。且不。獨。人。也。凡生。物。與。草。木。亦。皆。有。之。佛印。禪。師。問。東。坡。曰。爾聞。木。樨。香。否。慧心。人。當。領。會。此。意。但其。氣。可。觸。其影。不。可。見。及年代已久日積月累便成爲地方之氣候如入其境有所感焉牡丹入粵而不再花橘踰淮而變枳非偶然也古人入境擇地爲宜里仁爲美否則是日不智鄉邑尙武其人必多好勇鬥很家絃戶誦士風自能禮教涵濡是以子之武城聞絃歌而見喜地名勝母曾參因此回車至於城郭閱千數百年而氣益深厚著者初使美洲見外域政治修明富強鼎盛視中國之委靡不振判若天淵由是維新變法之心怦然而動歸國後登官農商外務力主變法圖強娓娓指陳具有條理使當日上下一心傾誠相與何至事事失敗見挫強鄰民心乖離釀成黨禍令朝綱隳於一旦耶回憶其時勸導改良幾於唇焦舌敝奈言之諄諄聽者藐藐或唯唯稱善然總以難期辦到爲辭久之此心廢然

漸灰熱念。半年後。不復置議。再閱一年。則遇人之言變法者。不覺亦以難期辦到了之矣。京師。閉。塞。晦。盲。之。氣。其感。人。一。至。於。此。由是憬然猛省。旋假病決賦遂初。恐暮氣逼人。蹉跎悞國。歸耕韜晦。遷地爲良。因歎燕薊爲千年古都。閉關自守。舊俗素鮮開通。積習相沿。直同頑梗。雖有出洋游歷。智識超越恆流。亦末由破除成見。於以。見。移。風。易。俗。有其。人。而囿。於。其。地。爲可。歎。也。尤可異者。各邦駐華公使。豈非諳熟使才政治一流。乃居處吾國有年。與之一談國政。竟亦謂變法良難。驟乏成效之可睹。因循延宕。幾與守舊者同一鼻孔出氣。習俗移人。西人來此。亦不能免。觀於日本。明治維新。即由西京遷都東京。變法圖強。成效昭著。易地。易。人。自是。一。理。而常。人。徒。豔。其。政。治。之。善。變。蓋未。嘗。

一究其遷都之理由耳上年有人建議北京遷都是爲今日莫大問題然擇地籌款當清德宗銳意維新尚未暇及此況今日之經濟困難耶北京地勢崇隆天氣高爽自明成祖締造畿輔宏規巨制弁冕全球外洋金湯或未能過倘修葺街衢清滌塵土如敫文坊內一帶奚讓倫敦柏林但人氣未能疏通千餘年之城郭市廛雖稱京洛古風要亦爲積習所囿閒管代籌一法宜將行政辦公處所遷往南苑以南苑地廣氣清即前清駐蹕打圍場也是地距京城僅二三十里車轂往來稱便然究不如萬壽山頤和園一帶西山爽氣撲人眉宇玉泉勝境地脈清腴西直門闤則肇道整齊海淀墟場則百貨雲集趨公設署蔑以加諸邇日將京中兵房移置其間蓋使桓桓軍士吸受新鮮空

氣。一去。其。舊。染。之。汚。非無。所。見。也至人身之氣。尤能感人。其氣盛者。與之交游。亦易於沾染。或初時良歹不同。久之浸潤。漸爲所化。凡遇攖內疾。更須防有傳染。故衛生家。見能害身體者。卽不近之。如不得已。亦有一法。固守心性。使精神無一點散渙。則他人病氣。可以抵敵。不令其侵入皮膚。及與病人見後。旋往空曠之區。吐出炭氣。改吸清空。庶幾。爲。却。病。之。良。方。已。

第十章　論衣服之適體

衣服爲章身之具。古人垂爲制度。載在禮記。誠以吾華衣冠文物。自異野蠻。然其中亦有五要。關切衛生。不容輕視。一首在絜寒。二總須適體。三過厚則能冒熱。四便捷以免襤褸。五華美乃壯觀瞻。而世俗只顧裝飾外觀。他非所計。有好輕盈而受感冒者。有貪妙製而不計阻礙者。迨如吳王愛細腰。宮中多餓死。著者嘗謂世人爲時樣之奴隷。時樣者。人心之魔鬼也。以男衣論。三十年前。尚袖長而圍寬。此則耗費較多。於體亦不相稱。今又窄如束筍。若暑天拭汗。尤不相宜。蓋前此太過。今太不相及。皆無益於衛生者也。女衣前時袖過寬敞。今狹而短。衣則不過二尺。褌襠全露。殊欠莊重。褌窄者幾不能伸足而入。領高包頰。致令不能回顧。近日滬上女子裝。競稱時髦。而種種異狀。無奇不有。外域人之議我。謂男衣宜短。女衣宜長。今顚倒爲之。適與改良二字反對。此等異樣。愈出愈奇。恬不爲怪。稍明理人亦知其不方便。不雅馴。按此非時髦。乃醜態耳。光復後。改西式者日多。衡量西衣。果勝華服。改之宜也。著者少游倫敦。負笈三年。因從師入塾。不能不易西服。是以西式之方便與否。實非淺嘗。蓋西服只有一好處。爲靈捷二字。惟束身太狹。暑天沾汗。非常不便。冬時不足禦寒。常患感冒。皮靴緊迫。步履難舒。久之輒生雞眼。改易華服。則愈矣。外國製帽。逼貼頭顱。不講求通氣。故年逾中歲。即多禿頂之人。而不適體者。莫如西婦之上下衣裳。上身衣少。下身衣多。已不相配。泰西嚴寒。較中土爲甚。其婦女穿禮服時。袒胸露臂。每多因此致疾者。長裙掃地。沾染塵垢。不便行動。追問登覽。而飾細腰爲美觀者。綴鯨魚骨作袒衣。身上呼吸。爲之障礙。其損害衛生。甚於纏足。我國纏足陋習。今已漸革。不知。

泰西束腰之風。何以至今尚未除也。西報載一英女。已十齡。其下衣如傘。一日陡遇大風。吹起數丈。及墮地。傷勢過重。竟因是殞命。他如帽針以太長之故。時傷及隔座之人。今有議用帽鉤。綰於髮上者。總而言之。中國衣服。自較西國爲舒適。世有謂西式爲今日大同制度者。不知或奉使出洋。或游歷各國。則何妨服西服。以免外人見而疑駭。其餘總可各適其適。試觀日本摹效泰西。數十年。改用西服。已定爲國制。而國人除入署趨公外。歸家仍服日服。不能禁。亦不必禁也。中國人所最不便者。惟辮髮耳。著者上年入都。謁大總統。嘗面陳禮服儀式。當酌添中衣一款。較前清袍褂稍短。緣以金邊。以爲辨別。旋具條略。交院核議。此條若得酌定頒行。未嘗不較西式爲便。且西人亦多羨中國衣飾爲美製。使能改良中度。安見西人不取材於我。以作模範也。至衣服爲衛生之切要關繫。睡時宜易睡衣。衾裯宜時曬向太陽。及攤開俾洩去炭氣。前編經已言及。若前人所云。衣不稱身。爲身之灾。此言可奉爲圭臬矣。

第十一章

論感觸之關繫

養生命。愼飲食。前數章已詳言之矣。惟是人身內之心部。於保養工夫。爲關繫之重要。又不可不知也。正心修身。明心見性。宋儒考究心學。言之綦詳。豈知淺言之。人之心一日不安寧。卽於全體有礙。所謂心有所恐懼。卽一日不得其正也。平時無病。頤刻事變。猝然見乎面。而不可掩。久之遂致癱瘓。盛孝章言。憂來傷人非耶。是以考究衞生。於此道尤三致意。蓋全體之五臟運動力。胥歸心上之作用。心借腦以操縱之。管轄之。腦筋千萬。一一聯絡於心部。腦作人身之總樞。如電報之總機關處。何以言之。因腦管之血。即爲運行之力。人一動氣。血即變色。全身之腦管躍然。能令毛髮皆動。是不可不研究者。美洲一少年夫婦。育一子。方在乳哺。一日無病而殤。初以小兒患急症。世所恆有也。豈意逾年復生子。在乳哺中。猝然又死。醫生怪而疑之。叩其曾食何異物。及兒受驚否。婦言皆無之。惟兒殤之前夜。夫大醉歸。因詰責反唇。頗動氣耳。醫猛省。再詢以前殤子時。曾作何狀。婦陡懷及先一夕。亦與夫口角一次。醫知有因。請其將子腹剖驗。

見所飲之乳。已變藍色。大駭。再尋前子屍骨驗之。果爲中毒。乃知其二子致死之由。皆因動氣後。乳汁成毒。是又一宗之新醫案也。是以人貴養氣。能遏事斂氣。尤屬衞生之要旨。且晨起宜冲和涵養。怡悅性情。前人詩云。仙家要訣戒晨嗔。肝氣調和可養神。此二語大可尋味。至於恐謊。或爲人感觸。亦能致病而殞命。爲事之所恆有。美人某。營生一流。質體素強。一日途遇一人。戲而詢曰。汝作何事。面帶病容。曾延醫否乎。某答以飲啖如常。幷無病狀。遂趨而去。頃之連遇二人。均詢如前。某稍心動。自忖余豈眞受病而見於面耶。及至肆門。又遇一人。言看汝顏色。豈非重病。胡不告假調養。某不覺大疑慮。急向肆主請假歸。自覺神氣頓變。因戲生疑。卒抱恙月餘始愈。杯中蛇影。竟能病人。故醫者嘗言。人若受感觸於心。不止成病。且可令無病而死。法國某醫士。攷究病原。無所不試驗。曾從法政府借用一已判死罪之犯。向此犯宣言。我當令汝滴血而死。旋用帛束犯兩目。故從犯腕上刮破皮膚。又從犯旁設一滴水注。使犯聞水聲。以爲已血流將盡也。迨逾一句鐘。此犯竟死。驗其屍。并無疾病。此又因觸動致死之實證。由試驗而得者。緣心主於腦。以假作眞。能致病。又能致死。殆非虛語。然使堅持心力。毫不張皇。又能治病。英國匠人某。一日被玻璃片飛擊。洞貫頭顱。傷勢已重。舁入醫院。診者決爲必死。已而漸痊。竟獲無恙。有詢其病況。某曰。吾雖受重傷。然吾無一死念。故吾身終不死也。故人延醫。其家人切不可以醫所言危險。告知諸病人。醫者亦決不宜以病情重大。令病人聞而增懼。善言撫慰。自是良藥。而推之問人消瘦。問人疾苦。均無當於衛生之旨。詢人年庚。泰西所戒。出行携藥。似可不必。從前顯貴。有備櫬具隨行者。堪嗤不達。世俗爲老人預置壽衣美木。是大傷父母之心。爲人子所不忍者。雖稱觴祝壽。廣集親朋。亦非所宜。何以言之。蓋防觸高年行將入木之思。終殊樂事也。又據醫學博士。攷究顯人院中。絕少感冒。從未聞有染時症者。可知衛生。養心爲要。堅持一心。復能禦病。孟子言四十不動心。陳白沙先生。聞礮聲絕無怖態。乃眞能養心見道。更有一言。凡爲父母者。不宜恐嚇兒女。言其食物生病。若小兒不知有死。則膽壯神健。亦育兒之一法也。

第十二章

論運動之裨益

習靜之說。發於宋儒。明心見性。非無益於身心也。然人莫不飲食。使果腹而後。惟坐以待饑。則筋骨不舒。血氣不行。厥病生矣。今人除勞動操工一流。一日之內。坐時多而動時少。富家巨室。養尊處優。既畏行役。又乏操作。惟知俯仰適體而已。其誦讀者。趨公者。坐擁皋比。冊籍迷惘。則用腦勞心。如閉處一室之內。實非強體活魄之所宜。小兒入塾。禁之不許行動。如拘縶監牢。令其見書即畏。又安能得其怡神學習。增長知識也。須知人不運動其手足。雖食亦不消化。脾胃呆滯。腦力不靈。縱身軀肥胖。總之筋骨欠舒。時或不病。亦精神疲弱焉矣。是以泰西於教育一道。視體操爲最要。體操者。乃助不知不慣活動之人。至於勞力耕種。執役操作。無需於此。小兒入塾。校師即課使行之。活動四肢。疾病少而血氣亦易壯也。美國一女郎。生自富室。患癆病。治之罔效。醫士勸其學操井臼。且爲父母作炊。逾六星期。漸見痊可。蓋體操之效如此。人人不能在家操工。計只有體操之法。體操之法。泰西研究多門。或泅水。或跨馬。或馳自由車。或行二三十里。其在家中。舉手屈膝。種種習勞。亦爲一法。務使身體四肢。頭頸活動。血氣運行而不滯。譬之。機。軸。常。動。而銹。不。生。理至。淺。也。中國古法。易筋經。八段錦。未嘗不可行。惟是體操。只偏一端。未能全體活動。研究。功。效。最妙。爲。行。路。一。門。天氣。好。太陽。佳。擇有。林。木。之。處。呼吸。淸。空。則曉。行。爲。最。勝。所行或十里。二三十里。

視人之腰脚若何。無須過勞。西人某。年少嗜體操。其健勁能舉三千磅。中道云亡。此可爲前車之鑑也。英前相格辣斯頓氏。日必至院中。執斧伐樹。昔李文忠至英倫趨訪。閽人引之入院。見格君操斧習勞。文忠嘗羡其老而益壯也。至於行路。亦須有法。行宜挺腰。勿令駝背。跕立尤須腰直。坐位不高不低。方爲合度。中國椅凳。時患太高。故室內几桌。宜分高低。庶使小童。亦能適用。學堂新法。生徒有一定輟學時間。令其在草地上活動。以吸收空氣。若西婦束腰。尤屬行動之阻礙。褲帶太狹。亦傷脈胳。易以掛膊之帶。較爲利便。西兵腰繫皮帶。不能疾馳。近日俄兵改用掛帶。始知其蹻捷。又嘗考耕山樵野。種樹飼畜。類多引年之人。而疾病恆少。蓋運行之功。不可不講也。

第十三章 論烟酒之毒害

吾中國沈酣鴉片之毒瘴。黑刦冥冥。相繼淪陷於變相地獄中者。幾二百年。慘視同胞。莫能援手。今何幸禁運禁種禁食。嚴例已行。戒煙者。果得實效。以爲超黑籍。重睹青天。頌國民之幸福矣。豈知一弊未去。一弊旋生。其嗜呂宋烟。紙烟。乃日多一日。其物似小。將來遺害更深。鴉片價貴。而呂宋烟與紙烟。一二銅仙。即可購食。鴉片吸時高臥。頗費工夫。而呂宋烟與紙烟。隨時隨地。皆可吸食。只紙烟一物。舉吾國人。不分貧富。將無數之精神腦力。換得有限之血汗金錢。輸送出洋。幷領受其無窮之毒害。何其愚之甚耶。查呂宋烟運入中土。爲時較早。而紙烟捲。則暢銷盛行。不過六七年耳。今調查洋關稅册。紙烟之運入內地。已逐年加增。呂宋烟與烟葉皆然。令人可駭。茲將其進口關平價值。條列於左。

	紙烟	呂宋烟	烟葉
壬寅一千九百零二年	一百六十九萬餘兩	三十萬餘兩	六十一萬九千餘兩
辛亥一千九百十一年	七百五十九萬一千餘兩	五十三萬八千餘兩	二百三十四萬六千餘兩
壬子一千九百十二年	八百六十七萬二千九百餘兩	四十六萬二千餘兩	三百零七萬八千餘兩

以上三者。其入口之數。逐年加增。而在內地製造者。尚不在內。中國漏巵之大宗。鴉片之後。仍有他烟以繼之。得不令人痛恨耶。查紙烟發達原因。蓋稔知我華人。前嗜淡巴菰。乃改爲精製。故濃其味。而馥其氣。不惜先費貲本。多送與人。又處處用電燈

新樣。以揚其商標。西人之善謀生計。較之發售鴉片。尙無此狡獪手段。故吸食者日衆。無論男婦老稚。卽降而至拉車賤役。嗜之如飴。搜括脂膏。貧苦一流。竟日力作。得百數十文。輙剝削其半而去。査吸烟者。始於西歷一千四百九十二年。西班牙人克倫布。往美洲尋獲新大陸。繼從古巴島登岸。遠見土人聚處。露出火光。綿視疑其吞火。咸以爲異。緣古巴土人吸烟。用以辟除瘴氣。其味苦辣。本非芬馥。不知其得效小。而流毒一至如此其酷也。近已驗明烟草之毒質。有數種。而最烈者。爲尼哥丁。其毒殺人。與砒鴆無異。以一釐飼犬。不逾三分鐘。而犬斃。有人采以餌蛇。蟲蟻皆畏。三十年前。法蘭西出一命案。卽用此藥以斃人。又有人挾烟葉於身上。希圖漏稅。不意烟葉貼體。毒侵肌膚。走私之人。猝然病發。終被覺察。據格致家驗明烟葉一磅。有毒六錢五分之重。呂宋烟一枝。如將其毒質提出。可速毒二人。使之斃命。而一磅之烟葉。充其毒。可殺三百人而有餘。試問吸烟果有何味。不過習慣。遂謂烟能成癮耳。而考吸烟之人。多生疾病。凡腦虛。喉枯。心痛。眼昏。等症。莫不由烟而致。良由吸烟入腹。積成厚膜。非藥所能洗滌。至於蘊藏毒質一層。則人身之大險也。世人嗜好。總逃不出烟酒兩機關。輒謂酒以消愁。亦能遣興。從前只飲中國之酒。近則爭嗜洋酒。謂醼客非此不足自豪。而拔蘭地一物。流出外洋之金錢。數已不尠。且拔蘭地本藥酒。西人用以治病。而華人不惜重值購以餉客。明理人每笑爲不知衛生。況酒之釀料。中含毒質。世人有謂酒爲無毒者。譬如木本無毒。煆而成炭。則烟出卽毒也。又一說。以少飲爲無害。惟不愼於始。則杯中物可由漸而多。久而久之。毒亦能蘊蓄於腸肺之內。一旦病發。處處皆能受害。凡酒人多患風溼。醉後貽悞事機。猶其餘事耳。據人壽保險公司。攷查各册。言凡人二十歲不飲酒。可望有四十四年半之壽命。若不戒酒。只可得十五年半。三十歲不飲酒。可望有三十六年半之壽命。若不戒酒。只可得十四年。又據倫敦人壽公司言。已攷得有二種人。一不飲。一少飲。近十二年來。不飲者與少飲者兩相比較。每百少四分之一。可見不飲者。總占優長。惟忠告世之英雄豪傑。人生事業。來日方長。何可付生命於醉鄉烟域也。

Traduction du texte chinois : " Mou - Lou ".

Le 15 août 1931, en la fête de l'Assomption, à sept heures du matin, je suis entré à l'église et, après avoir reçu à genoux la sainte communion, mon esprit est allé dans la patrie et mes prières se sont portées vers mes parents défunts, vers mon maître Shu et vers ma femme Berthe.

Je me remémorai alors le projet primitif que j'avais formé de rentrer en Chine avec ma femme bien-aimée et de faire bâtir, à côté de la tombe de mes regrettés parents, une cabane pour y passer mes vieux jours en pensant à eux et en soignant leur tombe.

Qui aurait pensé que Dieu ne me l'eût pas permis! En effet, Il m'a appelé dans la vie monastique pour me donner manifestement une bien plus grande grâce, afin que j'offre comme une oblation le reste de ma vie à notre Père, qui est aux cieux et que je lui rende mes actions de grâces en reconnaissance des faveurs dont Il a daigné me combler ma vie durant.

Aujourd'hui l'inspiration de cette oblation m'a été renouvelée. C'est avec une profonde révérence que, agissant conformément à cet appel divin, je transporte mon " Mou-Lou ", des environs de la tombe de mes parents, jusque dans l'Abbaye de Saint-André, afin de consacrer à Dieu toutes mes pensées et toute ma sollicitude, que, préalablement, je m'étais proposé de vouer à mes chers défunts.

Par ce petit écrit, j'informe les générations à venir de la modification du projet humain que j'avais élaboré.

Respectueusement narré par Lou Tseng-Tsiang, moine de l'Ordre bénédictin.

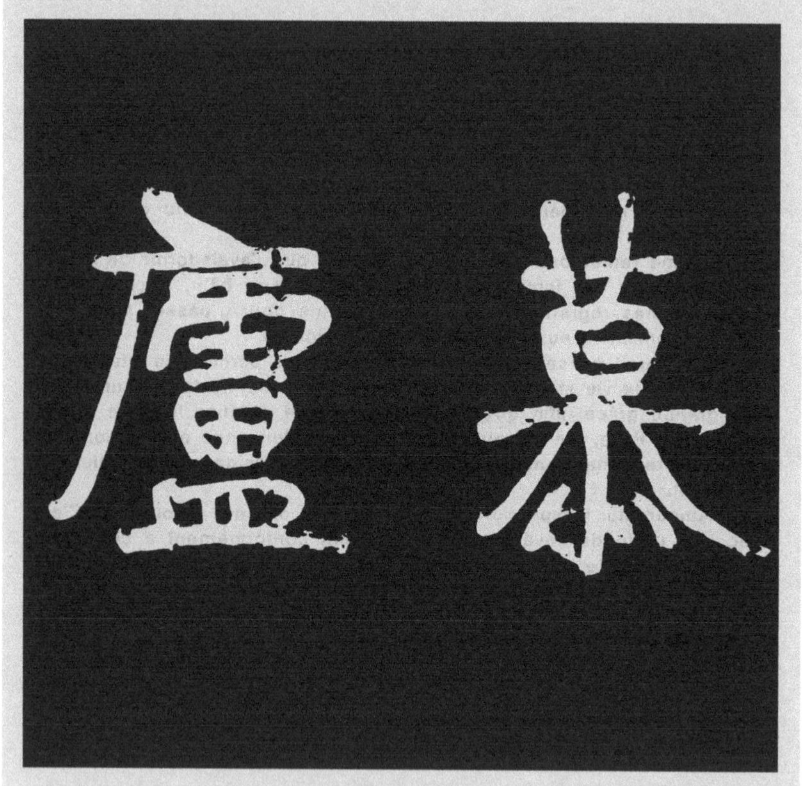
慕
廬

陸柏君[illegible]子
與奉使執政廿
餘年乃老思切
至築廬于[illegible]
先墓旁[illegible]瞻
松柏五十而[illegible]
復見矣
庚申九月
南海康有為題

中華民國二十年八月十五日聖母升天節晨七時祥
進瑩跪領聖體畢神往祖國追念先父母暨先
師許文肅公而復追念先室培德藕維生平素願
本期攜眷回國築廬於先墓之旁慕親事親
以卒餘年詎料上主不我許命我入院苦修昭示
我主厚意俾我以衰老餘生作祭品供獻於我在
天大父之前敬謝上主賜我一生之特寵今日既蒙
默啟祥敬謹承旨遵命而行即以慕先人者慕
主事先人者事主故先墓旁之慕廬一變而為
修院中之慕廬也述其緣起以告來茲
本篤會修士陸徵祥敬述

中華民國三年六月初版
中華民國四年十月再版
（延壽新法一冊全）
（每本定價大洋四角）

著作者　新會伍廷芳
印刷者　上海商務印書館
　　　　上海商務印書館
寄售者　各省商務印書分館

中華民國捌拾貳年玖月貳叁日

陸徵祥